「触れる」だけで、心と体が軽くなる
タッチングケア

外尾幸恵

JN214467

三笠書房

「タッチングケア」という言葉を聞いたことはありますか？
これは、手で皮膚をやさしく軽く、リズムを取って触れることで、
不調を緩和したり、ストレスを緩めたりする方法です。

リズミカルでやさしいタッチングは、
幸せホルモン「セロトニン」と
癒しホルモン「オキシトシン」の
分泌を促します。

それにより、
頭痛　肩こり　冷え性　足のむくみ　目の疲れ
イライラ　緊張　不安　自信低下　集中力不足

……など、私たちを悩ませるさまざまな不調が改善していくのです。

しかも、タッチングケアには、特別な道具や場所は必要ありません。

布団でも、オフィスでも、お風呂でも、「いつでもどこでも」できるのです。

「調子の悪いときはお医者さんへ」。これも大切なことですが、その前に自分で元気を取り戻す手軽な方法があれば便利だと思いませんか。

いつも忙しい毎日を送るあなたに、なんとなく不調を感じているあなたに、ぴったりのセルフケア法が「タッチングケア」なのです。

朝・昼・夜、まずは基本の3つから始めましょう。

朝のタッチングケア

タッチングで交感神経を刺激し、眠っていた体を起こす

1

すっきり起きられない

ときに効くタッチング

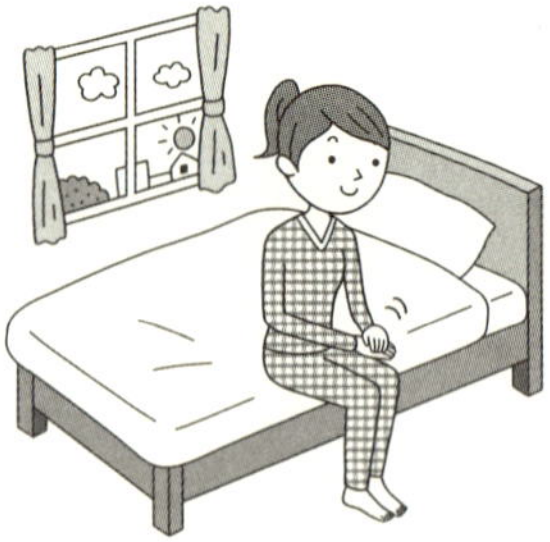

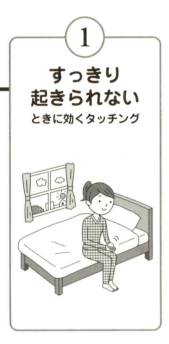

起きたらすぐにこのタッチング。リズムを取りつつ触れることで、体を目覚めさせていく。

やり方→122ページ

2

やる気がわかない
ときに効くタッチング

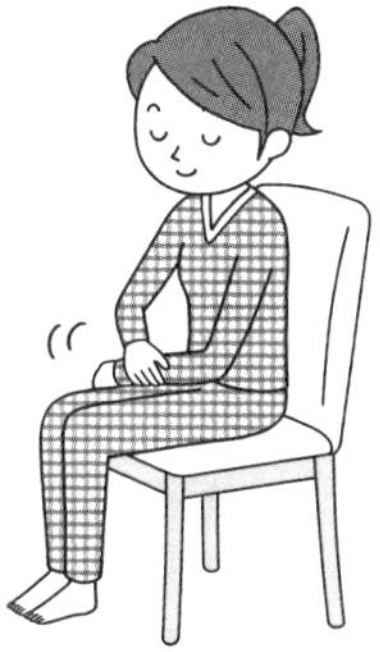

「手首→ひじ→肩」の順でリズミカルにさする。「今日もがんばろう」と自分に言い聞かせながら。

やり方→160ページ

3

肌の調子が悪い
ときに効くタッチング

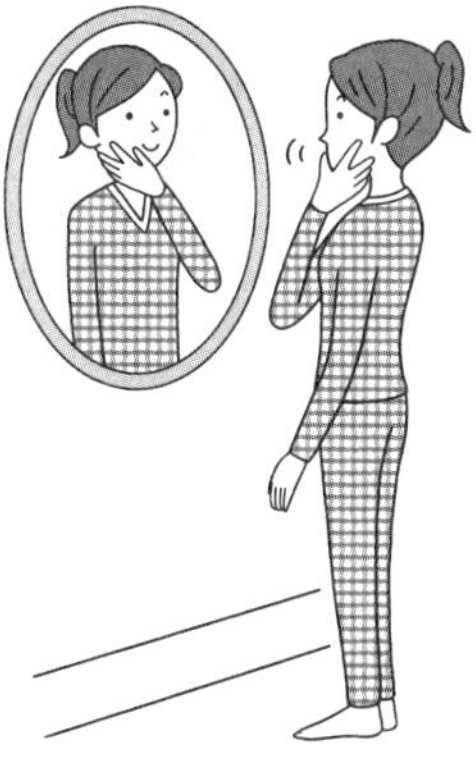

顎の下をほぐすことで、溜まった老廃物を押し流す。洗顔や化粧のついでに。

やり方→110ページ

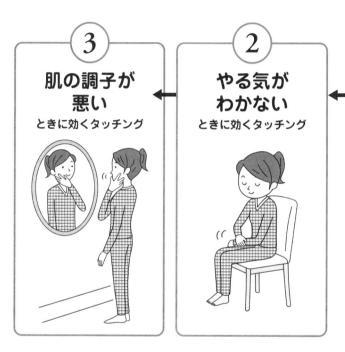

昼のタッチングケア

体に溜まった疲れを、タッチングでリセット
元気をチャージしてもうひとがんばり

1

肩こり

に効くタッチング

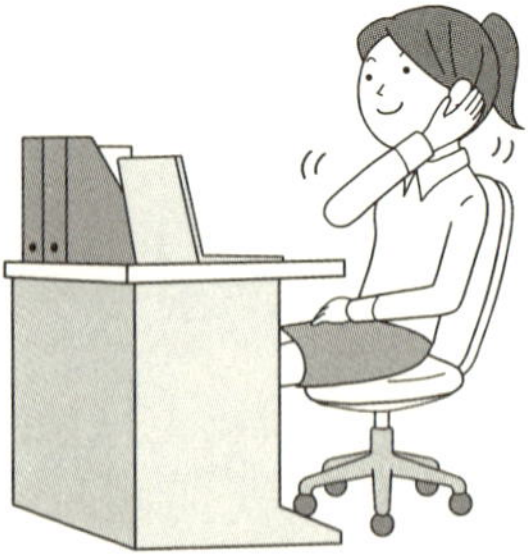

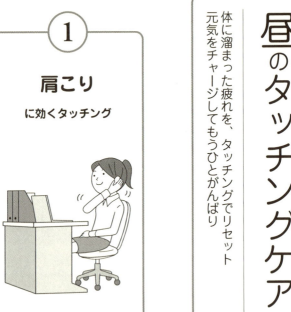

肩まわりのタッチングで溜まった疲労をリセット！「デスクワーク」の人はとくに念入りに。

やり方 → 90 ページ

2

目の疲れ

に効くタッチング

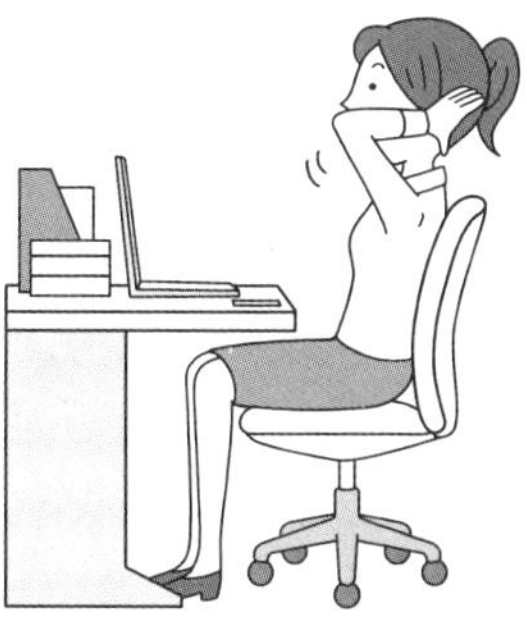

首のつけ根を押して、目のまわりの筋肉をほぐしていく。ほっとひと息つきたいときに。

やり方 → 116ページ

3

集中したい

ときに効くタッチング

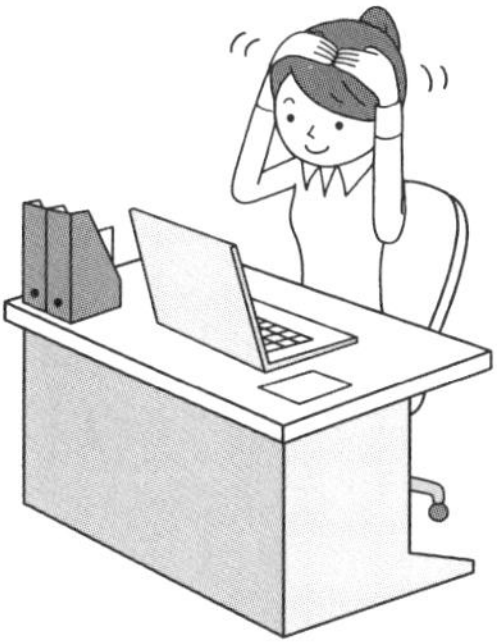

頭皮をガシッとつかんで、やや強めの圧をかける。「大事な仕事」に取り組む直前に。

やり方 → 162ページ

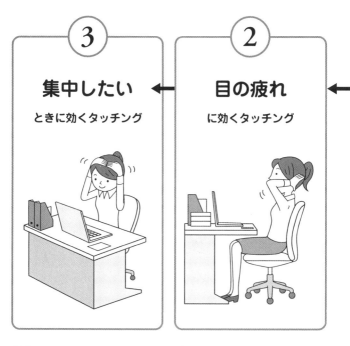

夜のタッチングケア

やさしくゆったりとしたタッチングで副交感神経を優位に
心も体もリラックスモードへ

1

足のむくみ

に効くタッチング

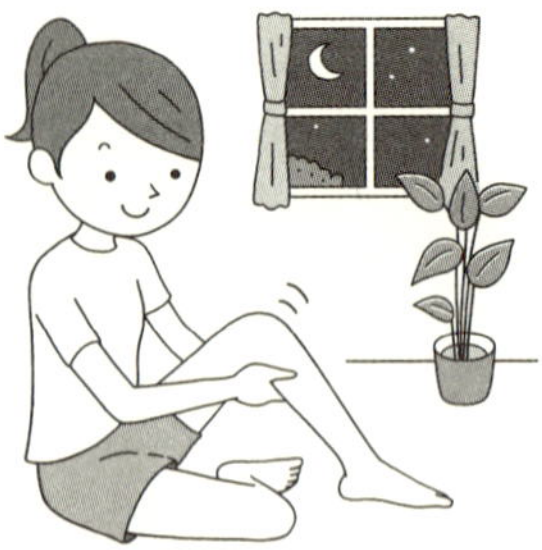

足の側面へのやさしいタッチングで、1日がんばった足をいたわってあげる。強い圧をかけすぎないように注意！

やり方→106ページ

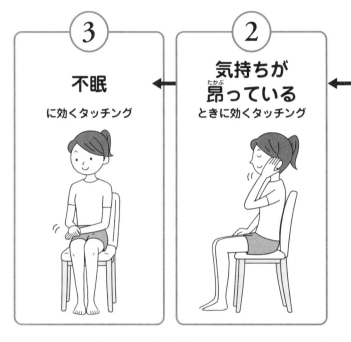

2

気持ちが昂《たかぶ》っているときに効くタッチング

神経の緊張をほぐすタッチングで、脳の興奮を静めていく。心と体をリラックスモードに。

やり方 → 164ページ

3

不眠に効くタッチング

手の甲からひじに向かって円を描きながらさすする。寝る準備を全部すませてから。

やり方 → 118ページ

はじめに

やさしく触れて、元気を取り戻す

はじめまして。日本タッチングケア協会代表理事の外尾《ほかお》幸恵《ゆきえ》と申します。いまはタッチングケアを広く世の中に広める活動をしていますが、実は私自身、タッチングによって元気を取り戻すことができたひとりです。

まずはそのときの体験をお話しさせてください。

もともと私は大学病院で看護師をしていたのですが、1人目の子どもを出産後、日々の激務と育児の両立に、しだいに体が悲鳴を上げるようになっていきました。それでも3人目の出産・育児までは、なんとか体をだましだましがんばることができました。しかし4人目の出産後、ついにダウン。心身のバランスをすっかり崩し、ウツウツとした日々を送っていました。

そんなとき、たまたま受けたのが、アロマサロンでのトリートメントでした。

私にとってはじめてのアロマ体験だったのですが、**やさしい手の感触と、流れるような手技の心地よいリズムに、自分自身の体のリズムが整っていくのを感じました。**

そして、終わったときの体がスーッと軽くなっていく感覚。鎧を着ているようだった肩の重みがストンと取れ、ガチガチだった背中の痛みもなくなっていました。

そのときの手の動きを思い出しながら、自宅でも続けてみたところ、しだいに心も体も元気になり、仕事にも子育てにも前向きに取り組めるようになっていきました。

この体験にものすごく感動した私は、その後、アロマセラピーの勉強をスタート。２００６年にはアロマケアサロン「ピアチェーレ・ユキエ」を開業し、お客さまへ施術をするようになります。そして、その際に常に意識したのが、やさしいタッチングとリズムのある手技で、お客さまの体のリズムを整えるお手伝いをすること。

それを続けるうちに、私のこうしたやり方が、「タッチングケア」といって、欧米では広く浸透しているケア技法の１つだということを知りました。

それから私のタッチングケアへの探求が本格化したのですが、そこでわかったのが、**タッチングケアの効果がさまざまな研究によって科学的にも証明されている**、ということ。たとえば、

・皮膚へのやさしいタッチングは、交感神経の緊張を緩め、心と体をリラックスに導く副交感神経を優位にする
・規則正しいリズミカルなタッチングは、幸せホルモン「セロトニン」という脳内物質の分泌を促す
・ゆっくりとした軽いタッチングは、癒しホルモン「オキシトシン」という脳内物質の分泌を促す

……などです。

これまで延べ1500人以上の人たちにタッチングケアを施術してきましたが、施術した人たちが元気になっていく様子には目をみはるものがあります。

たとえば、ひどい首や肩のコリの悩みから解放された人、ウツウツした状態からや

る気を取り戻した人、病気による痛みが軽くなった人など。

タッチングケアで自律神経が整ったり、脳内物資の分泌が促されたりすることで、多くの人が心と体の健康を取り戻していくのです。

こうした効果は、自分でもタッチングができるようになれば、より長く維持できます。そこで私は、セルフケアの方法についても研究を進め、現在、それらを講座やセミナー等でお伝えしています。


タッチングケアのすごいところは、手だけで、いつでもどこでもできてしまうこと。道具いらずで、場所も選ばず、自分のペースでできます。

朝、やる気が起こらないとき、通勤中の電車の中でイライラが止まらないとき、頭痛が起きたとき、職場で緊張を感じたときなど、思い立ったらすぐに行なえます。

本書では、さまざまな不調に効果が期待できるセルフタッチングケアを紹介していきます。みなさんの心と体が軽くなる一助となれば、幸いです。

外尾幸恵

目次

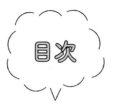

はじめに――やさしく触れて、元気を取り戻す …… 10

第1章 心と体を「手当て」するタッチングケア

心と体が「ほっと」軽くなるタッチングケア …… 26
◆「手の治癒力」が不調を消していく
タッチングケアでこんなにいいことが！　喜びの声を紹介 …… 31
◆この「うれしい効果」をあなたにも
リズムが心を安定させる …… 37
◆「本来の自分」を取り戻す
タッチングケアでどうして「ほっと」するのか？ …… 42
◆「脳への刺激」がポイント

やさしいタッチで脳を落ち着かせる 46
◆「交感神経」と「副交感神経」
自律神経をどこでもリセット! 53
◆「活動」も「休息」も思うがまま
リンパに溜まった「老廃物」を押し流す 56
◆あのやっかいな「むくみ」も解消
幸せホルモン「セロトニン」の分泌を促す 59
◆セロトニン不足は「うつ病」の原因にも…
癒しホルモン「オキシトシン」の分泌を促す 64
◆自然治癒力がアップ
Column 1 「人にしてもらうタッチング」が必要なとき 68

第2章

タッチングケア4つの基本

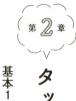

基本1　力加減は「マシュマロタッチ」……74
◆ぬいぐるみをなでるようなイメージで
基本2　「リズム」と「スピード」を意識して……77
◆「心臓の速さ」に合わせる
基本3　「どうなりたいか」をイメージする……80
◆「自分に合ったタッチング」を見つける
基本4　布団で、オフィスで、お風呂で…「いつでもどこでも」！……83
◆日々の暮らしにタッチングを取り入れる
Column 2　「大切な人」にタッチングをしてあげましょう……86

第3章

体が軽くなるタッチングケア

肩こり ◆「筋肉の疲れ」を解消させる …… 90
頭痛① ◆血行をよくすれば、痛みは消える …… 94
頭痛② ◆「緊張の大本」をやさしくさする …… 96
腰痛 ◆「仙骨」へのタッチングが効果アリ …… 98
便秘 ◆腸を持ち上げればすっきり …… 102
冷え性 ◆つらい「末端の冷え」を改善 …… 104

足のむくみ
◆一気に2センチ細くなった人も！ 106
肌の調子が悪い①
◆くすみが消えて、肌が明るくなる 108
肌の調子が悪い②
◆「新陳代謝」を上げるタッチング 110
表情をよくしたい
◆神経をほぐしてやさしい表情に 112
目の疲れ
◆「顔への血流」を増やす 116
不眠
◆タッチングで「体内時計」を調整 118
すっきり起きられない
◆心と体を「活動リズム」にもっていく 122

食欲不振①
◆「胃」をやさしく押さえて温める …… 124
食欲不振②
◆夏バテ対策に効果的 …… 126
疲れが溜まっている
◆自律神経を調整して「休息モード」に …… 128
生理前の不調
◆「手の力」で心も体もリラックス …… 130
生理中の不調
◆「副交感神経」を優位にさせる …… 132
更年期障害
◆「体の急激な変化」を落ち着かせるために …… 136
耳鳴り
◆「未病」のうちに治してしまう …… 140

風邪①
◆「太い血管」を温めて免疫力を高める……142
風邪②
◆潤いアップで菌を撃退！……144
二日酔い
◆有害物質を体外に排出……146
Column 3 「子育て」にはタッチングケアが必要……148

第4章 心が軽くなるタッチングケア

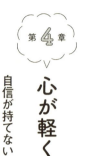

自信が持てない
◆「自己肯定感」が上がる……152

緊張している
◆プレゼンでも、受験でも、面接でも 154
イライラする
◆「ツボ押し＋タッチング」のすごい効果 156
やる気がわかない
◆「リズム」を整えて、気力も復活 160
集中したい
◆エネルギーを一点集中！ 162
気持ちが昂っている
◆ゆっくりとしたリズムで脳の興奮を抑える 164
人と接するのが怖い
◆勇気を出して一歩踏み出したいときに 166
心配事が忘れられない
◆やさしいタッチングで不安な気持ちを一掃 170

悲しい気持ちのとき
◆うまく受け入れるためのタッチング …… 172

Column 4
医学界でもタッチングケアが広まっています …… 176

おわりに …… 178

編集協力／樺木宏・前嶋裕紀子
本文イラスト／瀬川尚志
本文DTP／株式会社システムタンク

第1章

心と体を「手当て」するタッチングケア

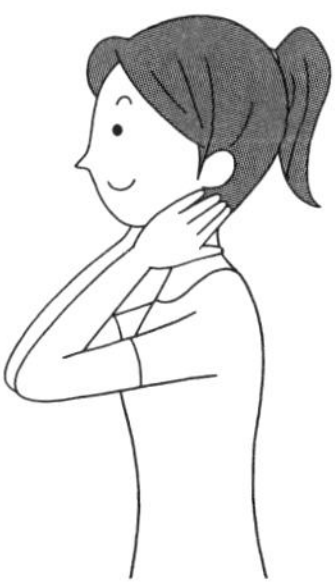

心と体が「ほっと」軽くなるタッチングケア

◆「手の治癒力」が不調を消していく

子どものとき、お母さんがケガをした場所に手を当て、さすってくれたら、なんとなく痛みが和らいだ……。そんな経験を持つ人は多いのではないでしょうか。

私たちは感覚的に、「手の持つ治癒力」を知っています。私たちどころか、はるか昔の人たちもそのことに気づいていました。ケガや病気を処置することを意味する「手当て」という言葉があるのも、その証拠でしょう。

この本のテーマである「タッチングケア」とは、**こうした手の治癒力を活用して、ゆっくりとやさしく包みこむように肌に触れ、不調を緩和していくケアのことです。**

人からやってもらう方法と、自分で行なう方法がありますが、この本で扱うのは、後者のセルフケアについてです。

手の治癒力というものは、触れた部分にダイレクトに効くイメージがあるかもしれません。手の持つエネルギーが、触れた部分にじわじわ浸透していき、悪いところを治していくイメージです。

もちろんそういう面もあります。ただそれ以上に、**手で触れたときの刺激が皮膚を通じて「脳」に届く**、というのが重要です。その刺激が脳の働きを活性化させ、不調の緩和へとつながっていくのです。

実は皮膚と脳はダイレクトにつながっています。

発生学的に見ると、脳は皮膚の一部からつくられたもの。皮膚から伝わる感覚が脳の成長に影響を与えるということが、最新の研究からも明らかになっています。

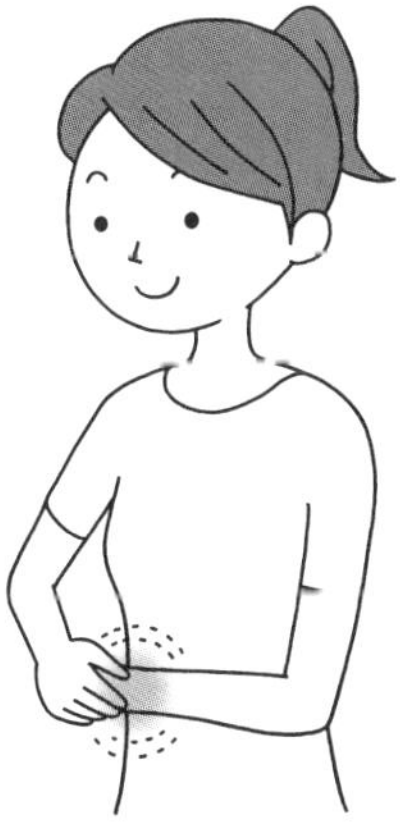

脳は、私たちの体の「司令塔」の役割を担っています。

私は講座などでお話しするとき、私たちの体を「会社」にたとえ、脳を「社長さん」、臓器や器官を「社員たち」だと思ってくださいとお伝えしています。

社長は、会社を維持し、成長させるため、そして社員が生き生きと働ける環境をつくるため、さまざまな判断をし、日々、社員に指令を出します。

脳が、私たちの体で担っている役割も、これと同じです。体が正常に機能し、健康でい続けるために、日々、体のさまざまな臓器や器官と連携し、指令を出し続けているのです。そして、臓器や器官から上がってくる「情報」に問題がないときは、脳も落ち着いて判断でき、いい指令を出し続けます。

一方、ストレスなどの「よくない情報」が上がってくるようになると、脳は途端に落ち着かなくなります。なんとかしなくてはと、懸命になっていまの「よくない状況」を伝えようとします。

ただ、脳は人間の社長のように話せません。そこで**脳は、不調という「症状」を出して気づいてもらおうとする**のです。

ストレスにさらされると…

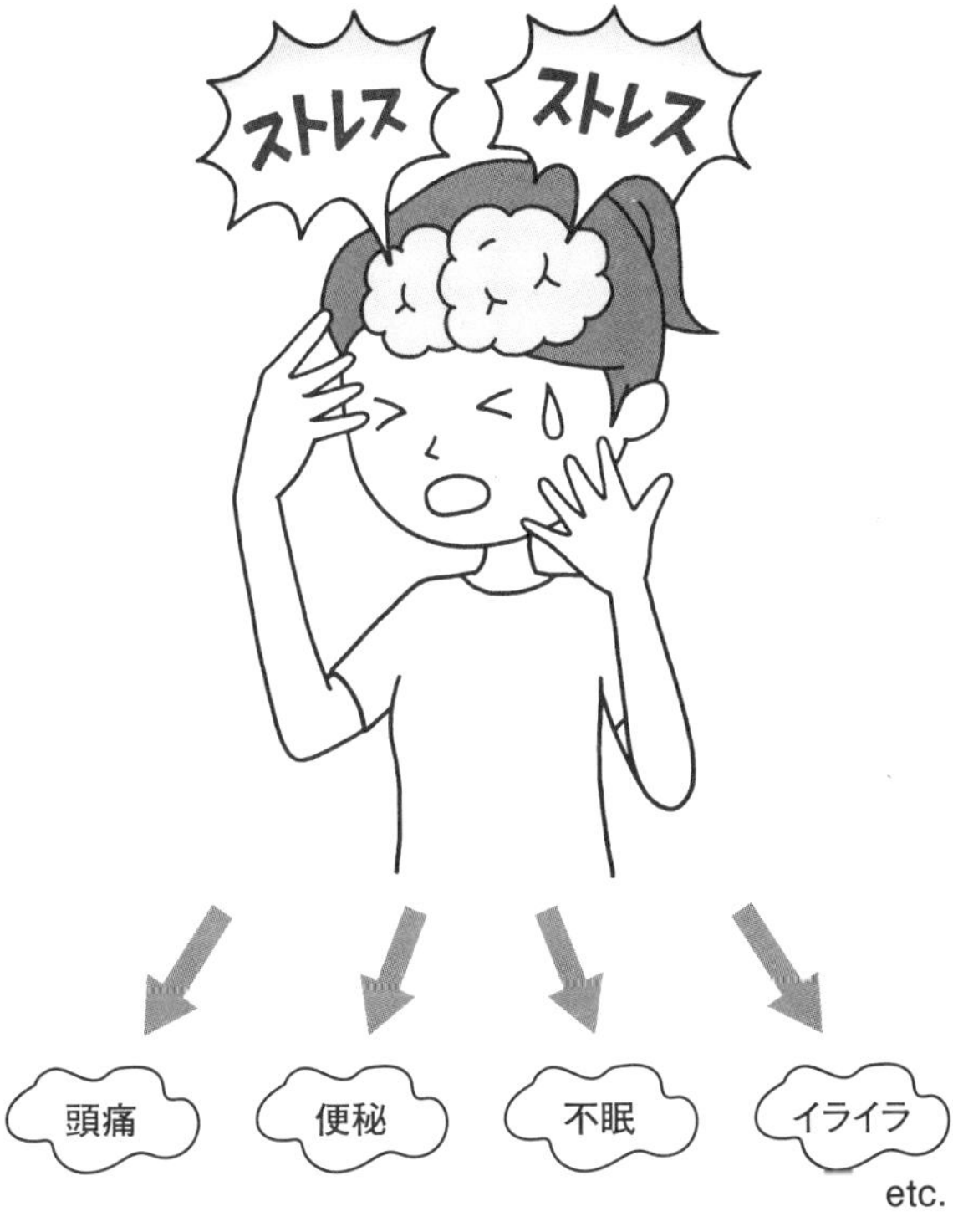

「ストレス」がさまざまな不調を引き起こす！

こうした不調を解消していくには、まずは脳を落ち着かせてあげることです。具体的には、私たちがその「症状」に気づき、対処してあげる。たとえば、休養をとったり、気分転換をしたり……。

ただ、それよりもっと手軽にできる方法があります。それが、タッチングケアです。**皮膚からの刺激が脳に直接届くというメカニズムを活用し、皮膚をやさしくタッチングすることで脳を落ち着かせてあげる**のです。

これなら、いつでもどこでもできますよね。

現代人の多くは、日々忙しく過ごしていて、不調を感じても、きちんと対処できないケースが少なくありません。それゆえに、症状がどんどん悪化してしまうのです。

タッチングケアを習慣にすることで、そうした悪化を防ぐことができます。もちろん、タッチングで治癒できる範囲には限度もありますが、脳を心地よい状態にして、不調を緩める手助けはできるのです。

タッチングケアでこんなにいいことが！喜びの声を紹介

◆この「うれしい効果」をあなたにも

タッチングケアの仕組みや効果について詳しく説明する前に、実際にタッチングによって、心や体の不調を解消させ、人生が大きく変わった人たちの事例をいくつかご紹介します。

私はタッチングケアに出合って十数年になりますが、タッチングを始めた人たちがどんどん元気になっていく様子を見て、「こんなに効果があるのか！」といまだによく驚かされています。

どんなふうにタッチングして、どんなふうに元気になっていったのか。実例から、「タッチングケア」に対するイメージをつかんでいただければと思います。

体験談 1

仕事と育児に取り組む気力がわいてきた

Mさん 30代 女性

長女を出産し、1年後に介護の仕事に復帰。それまでの家事と育児の生活に、仕事も加わり、忙しい毎日がスタートしました。実際始まってみると、思いのほか大変で、疲れを感じても十分な休息がとれない日々に、心身ともにヘトヘトに。仕事でのミスも多くなり、気がついたら生理も止まってしまっていました。

見かねた同僚からの紹介で外尾先生の講座へ。仙骨に手を当て温めるようにやさしくタッチングする方法（130ページ）を教えていただきました。家に帰って早速実践したところ、翌日に生理が復活。これには驚きました。外尾先生いわく、「ストレスによって体が極度の緊張状態となり、生理が止まってしまっていた」とのことでした。

その後、疲れや不調を感じたときにはこの仙骨のタッチングをしています。一時は仕事を辞めることも考えていましたが、このタッチングのおかげで気力が戻ってきたのか、いまは仕事も育児も家事も、意欲的に取り組めるようになっています。

体験談
2

薬でも治らなかった「耳鳴り」が消えた

Sさん
40代
女性

私は30代後半の頃からずっと、耳鳴りに悩まされてきました。耳鼻科を受診しても、「加齢によるもの」で片づけられ、また処方された薬を飲んでも一向によくならず、つらい思いをしていました。

そんなとき、友人から外尾先生のことを紹介してもらい、タッチングケアの指導を受けたのです。外尾先生から教わったのは、耳下から首筋にかけてタッチングする方法（140ページ）。耳を直接触らない方法で本当によくなるのか、はじめの頃は半信半疑でした。

しかし1ヶ月ほど続けたところ、驚くことに耳鳴りがなくなっていったのです。医者からも「こんなによくなるなんて不思議ですね」といわれるほどの効果でした。

また、もうひとつうれしい効果がありました。それは、顔のむくみが取れ、以前よりもずっと小顔になったことです！　外尾先生によると「タッチングによって血液やリンパ液の流れがよくなったことで、老廃物が排出され、小顔になった」とのこと。つらい耳鳴りもなくなり、また小顔にもなれたことで、自分に自信がつき、毎日がすごく充実しています。

体験談3

「足のむくみ」が消えて、元気復活！

Kさん
70代
男性

私は足のむくみがひどく、「歩くと疲れるから……」と外出するのを億劫《おっくう》に感じていました。一日中誰とも会わず、テレビばかり見ている毎日を送るうち、どんどん無気力になってしまいました。それを見かねた妻が、外尾先生のタッチングケア講座を見つけてきてくれたのです。

外尾先生はとても明るくエネルギーに溢れていて、「私もタッチングケアでこんなふうに元気になれたら……」と思いました。

そして、講座で教わった足首から膝までさするタッチングケア（106ページ）を、お風呂上がりなどに、毎日実践しました。すると、だんだんとむくみがなくなっていき、楽に歩けるようになったのです！

家に引きこもりがちだった頃が嘘のように、いまでは元気復活。近所の友だちと卓球をしたり、カラオケに行ったりと、楽しく毎日を過ごしています。

体験談 4

不登校の息子が再び学校に行けるように

Eさん
30代
女性

私の息子は中学校に入ってすぐ、登校拒否になってしまいました。環境の大きな変化にうまくついていけなかったようです。

無理やり学校に行かせるようなことはしたくないけれど、親として何かしてあげたい……。そんな思いを抱いていたとき、同じく登校拒否のお子さんがいるお母さんから、外尾先生のことを紹介してもらいました。

外尾先生にも4人のお子さんがいて、私の話を本当に親身になって聞いてくれました。そして、「お子さんとタッチングをしてみてはどうか」というアドバイスをもらったのです。教えてもらったのは、自信が持てないときのタッチングケア（152ページ）。

次の日から息子が朝起きてきたときに、一緒にタッチングするようにしました。「自分のリズムでやるんだよ」と伝えると、リズムを取りながら楽しそうに手を動かしていました。

すると、少しずつ息子の顔が明るくなっていき、3ヶ月後には、再び学校に通えるようになりました。話を聞くと、学校で緊張したり、嫌なことがあったりしたときには、タッチングで自分のリズムを取り戻しているようです。

どうしたらいいか途方にくれていた私を救ってくれた外尾先生とタッチングケアには感謝しています。

リズムが心を安定させる

◆「本来の自分」を取り戻す

なんだか調子が悪いとき、「リズムが乱れている」と表現したりしませんか。

心と体の健康を維持するうえで、「リズム」というのはとても大切なものです。

生活のリズムや歩くリズム、食べるリズム、話すリズムなど、人によってそれぞれ、心地よいリズムがあります。そのリズムでいるときは「自分らしく」いられる状態です。

そして、そういうリズムを維持できているとき、私たちは本来持っている能力を存分に発揮できます。

こうしたリズムというのは、それこそお母さんのお腹にいるときからつくられているのだと思います。

実際、私たちは、子宮の中である一定のリズムを感じながら育っていきますし、この世に誕生するときも、子宮の収縮のリズムに乗って外に出てきます。

また、生まれてからも、誰から教えられたというわけでもないのに、リズムよくお母さんのおっぱいを飲もうとします。

それくらい「リズム」というものは、私たちの体に染みついているわけです。

なので、**「リズム」の乱れは、心や体の状態に大きく影響を与えます。**

たとえば、自信が持てなくなってしまったり、ちょっとしたことにイライラしてしまったり、などです。頭痛や腹痛、食欲不振など、体の不調として現れてくる場合もあります。

こうした不調がずっと続くと、病気の原因となってしまうこともあります。

「はじめに」でも述べたように、私がタッチングケアを始めたのも、自分のリズムを見失い、体調を崩したことがきっかけでした。４人目の子どもを出産した直後のことです。

それ以前から、仕事と子育ての両立で心身ともにヘトヘト状態だったのですが、そこに出産によるホルモンバランスの乱れも加わり、ついにダウンしてしまいました。

この状況をなんとかしたいと思っていたのですが、何に対しても取り組む気力がわかず、「私はこれからどうしたらいいのだろう……」と、ただただ悩み迷う日々を過ごしていました。

そんなときに出合ったのが、たまたま受けたアロマサロンでのタッチングケアでした。

ゆっくりとしたやさしいリズムで背中をさすってもらったとき、出産後失われがちだった自分のリズムが戻ってくるのを感じ、少しずつ元気を取り戻すことができたのです。

「これはすごい！」と、自分でもタッチングを続けたところ、自分本来のリズムを安定して維持できるよう

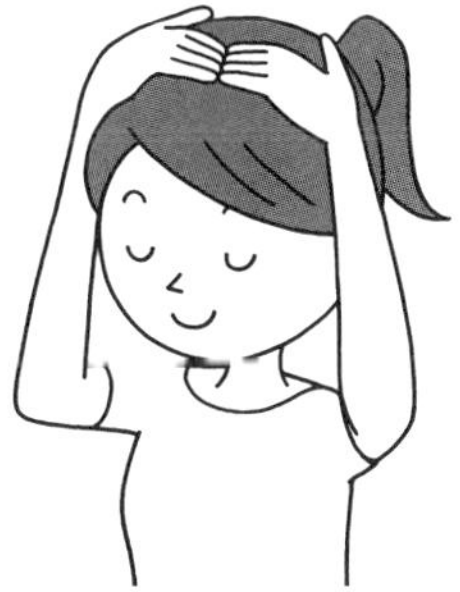

になっていき、それにともない体調もよくなっていきました。

このとき感じたのは、「リズム」というものが、それぞれの人にとってどれだけ大切か、ということです。私たちはリズムを介して生きる力を高めている――。そう強く感じたのです。

人それぞれ「自分のリズム」を大切にしながら生きられればよいのですが、社会生活を営む以上、まわりの人や環境の影響で乱されるのは仕方のないことです。

ただ、「乱れた状態」が続くと、出産後の私のように、やがて心や体の不調が現れてきます。そうならないために、「いつもの自分ではないな」と感じたときには、その都度立ち止まり、自分のリズムを取り戻す作業をするのが大切です。

そして、その方法として最適なのが、タッチングケアです。

皮膚にリズムよく触れることで、自分のリズムを整え、本来の自分を取り戻すことができるのです。

タッチングが「リズム」を生む

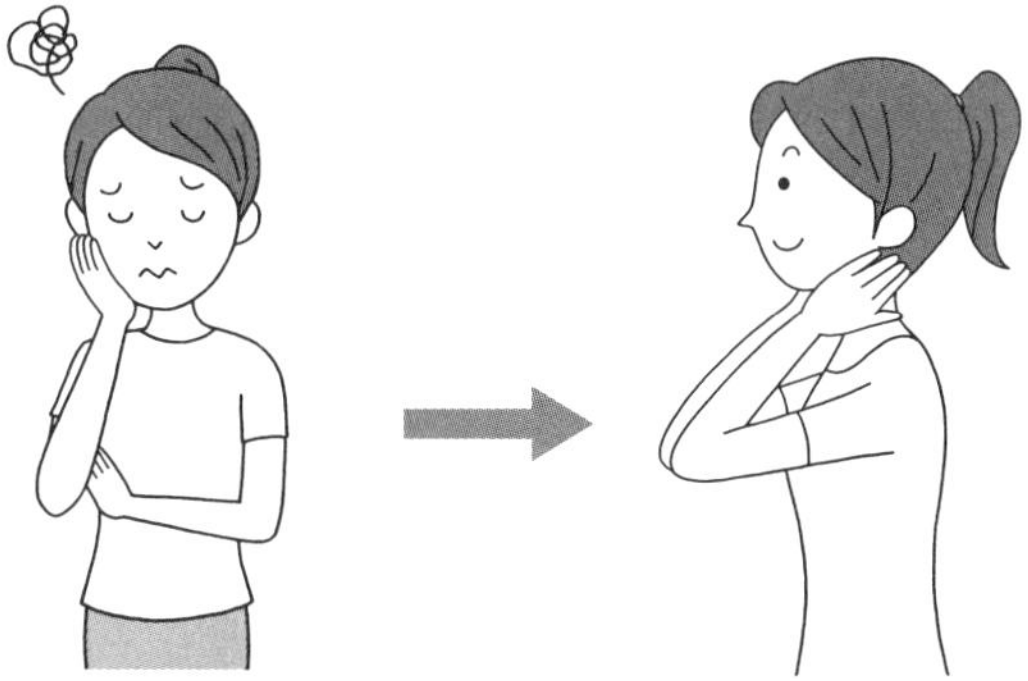

▶「リズム」が乱れていると感じたら……

▶タッチングケアで

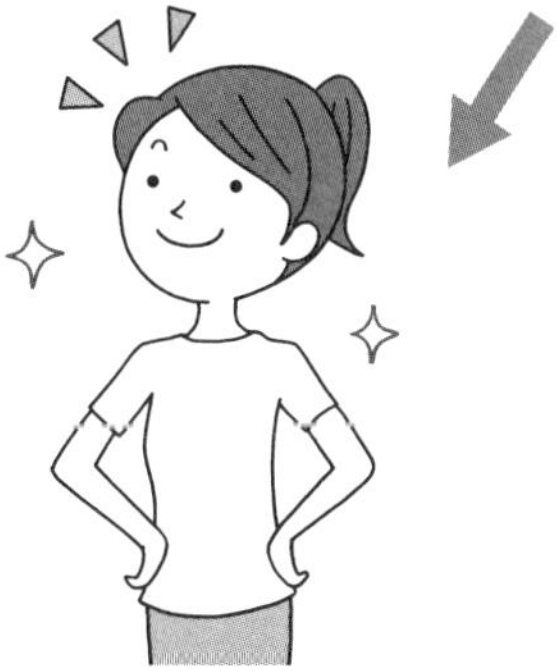

▶「本来の自分」を取り戻す！

「リズム」の乱れが不調の原因

タッチングケアでどうして「ほっと」するのか?

◆「脳への刺激」がポイント

タッチングケアでできるのは「自然治癒力を高める」こと。

心や体の「病気」そのものを治すことができるわけではない、ということに注意が必要です。

ではなぜ、タッチングケアでさまざまな「症状」を改善につなげることができるのでしょうか。

それは、冒頭でお伝えしたとおり、皮膚へのやさしい刺激が直接脳に届き、その働きを整えてくれるからです。少し細かくいうと、この刺激は、脳の中の「大脳辺縁系《だいのうへんえんけい》」に届きます。

皮膚への刺激が脳のここに届く

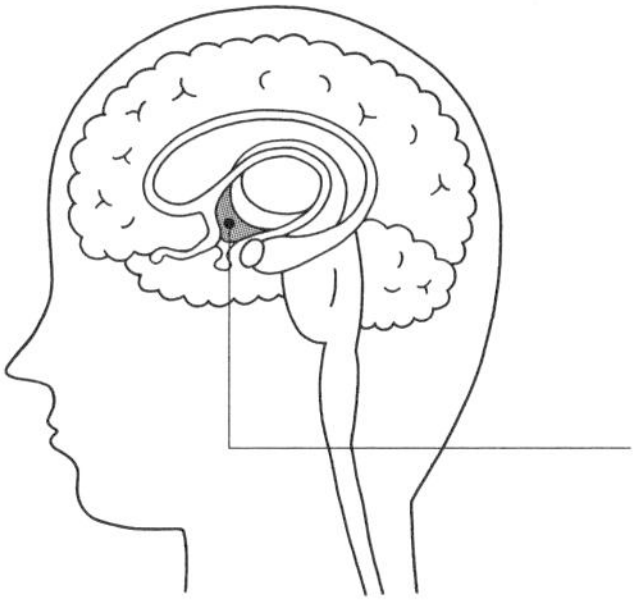

自律神経やホルモン分泌をつかさどる「視床下部」

ここには、自律神経やホルモン分泌の調整をつかさどる「視床下部《ししょうかぶ》」があります。

この部分がきちんと機能することで、自律神経のバランスやホルモンの分泌量などが整っていきます。

その結果、さまざまな不調が改善されていく、というわけです。


以前、大学病院で看護師をしていたとき、同じように治療をしても、元気になる人とそうでない人がいることに、「なぜだろう?」と思っていました。

そして、人が病気から回復していくには、いわゆる「医学的な治療」のほかに、別のケアも必要なのではないかと、なんとなく感じていました。

そのケアこそ、この「タッチングケア」なのだと、いまは確信しています。

医療や介護の現場では、他人からやさしく触れてもらうことで、患者さんの生きる力が高まっていくという考え方がかなり浸透してきています。


さらに、まだ「病気」とまではいかないレベルの不調、東洋医学でいうところの「未病《みびょう》」の状態であれば、タッチングケアで治すことも可能です。

たとえば、**引き始めの風邪や、緊張型の頭痛、生理の際の不調、便秘などは、タッチングケアで解消させることができる**のです。

こうした未病の段階でタッチングすることを習慣にしていけば、その先の「病気」という段階を防ぐことができます。つまり、病気の予防策として、「タッチングケア」の効果は大いに期待できるのです。


たとえば、わが家には4人の子どもがいるのですが、寒気《さむけ》やのどの痛みなど、風邪の初期症状が出たときには、すぐにタッチングケアで対応することにしています。するとそれ以上悪化することがありません。タッチングで自然治癒力が引き出され、自力で治していける感じです。

また以前、子どもにインフルエンザの陽性反応が出たことがあったのですが、発熱が37度程度でおさまり、本人もそれほどつらくない様子でした。これには、診察してくれたお医者さんも「免疫力が高いんですね」と驚いていました。

日頃からタッチングケアを習慣化しておくと、病気にかかりにくくなるだけではなく、かかってしまったときもつらい思いをしなくてすむのです。

やさしいタッチで脳を落ち着かせる

◆「交感神経」と「副交感神経」

前項でタッチングケアによる「自然治癒力」が高まる理由として、タッチングの刺激が脳に伝わり、自律神経のバランスやホルモンの分泌量などが整っていくことをあげました。

この中でまず注目してほしいのが、「自律神経」への働きです。

なぜなら、心や体のさまざまな不調は、自律神経のバランスの崩れが大きく影響しているからです。

私たちの体にはたくさんの神経が網の目のように張り巡らされています。それらは連携しながら体のさまざまな情報を脳に伝え、かつ脳からのさまざまな指令を体の各部位に伝える役割を担っています。

自律神経もそのひとつで、消化器や循環器、呼吸器、内分泌腺などの働きを、本人の意思とは関係なく自動的に調整しています。

たとえば、緊張すると、心臓がドキドキしたり、手にじわーっと汗をかいたり、口やのどが渇いたり、足が震えたりしますよね。そして、自分でこうした状態をなんとかしたいと思っても、どうにもならなかったりします。

それは、自律神経の働きによるものだからです。

また、寝ている間に、心臓が規則的に動き続けてくれるのも、全身に血液が巡ってくれるのも、呼吸をし続けられるのも、すべて自律神経の働きがあるおかげです。

自律神経は、「交感神経」と「副交感神経」の2つからなっています。この2つは相反する働きを持っており、**交感神経は体を活動的にする方向に作用し、逆に副交感神経は体を休息させる方向に作用します。**

仕事に集中しているときや、活動的に動き回っているとき、興奮しているとき、緊張しているとき、イライラしているときなどは、交感神経が優位に働きます。

一方、リラックスしているときやゆったり休息しているとき、眠っているときに優位に働くのが副交感神経です。

いってみれば、交感神経は「活動する神経」であり、副交感神経は「休息する神経」であるわけです。

そして、体をそういう状態にもっていくために、それぞれの神経は体のさまざまな臓器や器官などに働きかけます。

交感神経優位の状態になると、血管が収縮します。その狭くなった血管を通じて全身に血液を送るために心臓の拍動は強くなり、血圧も上昇します。こうした状態になることで、体はやる気を高め活動的になる「戦闘態勢」に入っていきます。

逆に、副交感神経は血管を広げる作用を持つため、血行がよくなります。血行がよくなると体も温まり、おのずと心も体も穏やかになり、「リラックス態勢」になっていきます。

２つの自律神経

交感神経

【どんなとき？】

▶ 仕事に集中しているとき

▶ 興奮しているとき

▶ 緊張しているとき

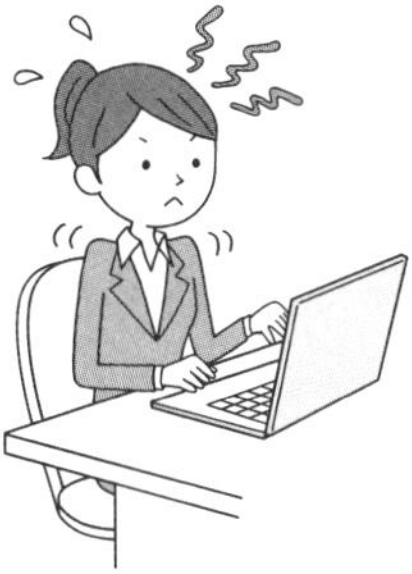

【どうなる？】

▶ 心臓がドキドキ

▶ 血圧が上昇

▶ 呼吸が荒くなる

副交感神経

【どんなとき？】

▶ 休んでいるとき

▶ リラックスしているとき

▶ 眠っているとき

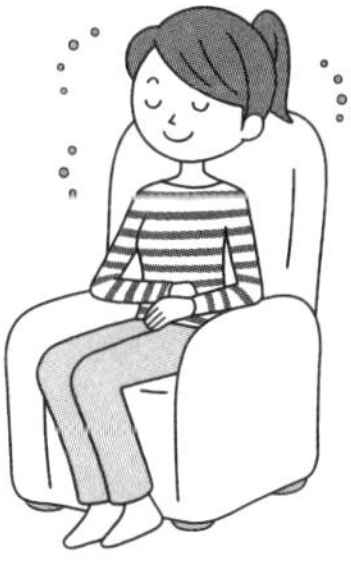

【どうなる？】

▶ 体が温まる

▶ 血圧が低下

▶ 呼吸が穏やかになる

「活動する神経」と「休息する神経」

こう書くと、健康維持には副交感神経を優位にするのが大切で、交感神経を優位にしないほうがいいと思うかもしれませんが、実はそうではありません。

大切なのは、交感神経と副交感神経とのバランスなのです。

どちらか一方の状態が長く続くのは、体にとってよくありません。さまざまな不調につながっていきます。

交感神経優位の状態がずっと続くと、体が活動的なままになってしまい、イライラしたり、眠れなかったりといった症状が出てきます。

一方、副交感神経優位の状態がずっと続くと、だるさや眠気を感じたり、無気力になってしまったりします。

仕事に取り組むときなど、活動的に動きたいときには、交感神経がしっかり働き、心と体を休めてエネルギーを回復させたいときには、副交感神経が働く。このように、状況や時間に応じて、交感神経と副交感神経がうまく切り替わることで、健康が維持されているのです。

ところが、ひとつ問題があります。**現代人は交感神経優位になりやすい**のです。家

「不調」を感じる多くの人は…

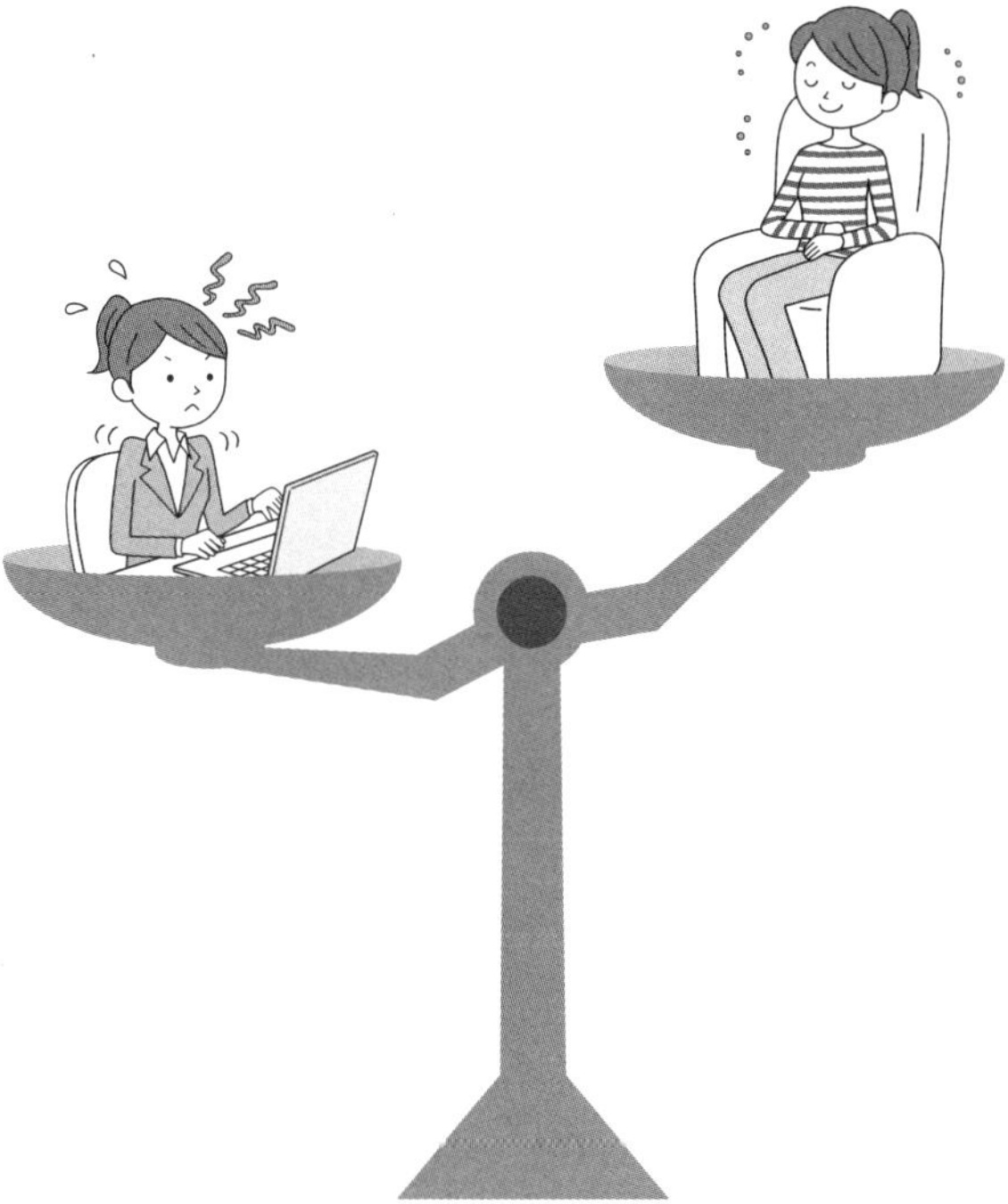

現代人は「緩める時間」が足りない

庭や職場、学校など、私たちはさまざまな場面でストレスを感じています。のんびりリラックスできる時間より、緊張を強いられる時間のほうが長くなりがちです。

だからこそ、「緊張を緩める」ということを意識して行なっていくことが重要になります。つまり、日常生活の中で、ほっと一息つく時間をつくる。

それが健康を維持するうえでは欠かせないのです。

自律神経をどこでもリセット！

◆「活動」も「休息」も思うがまま

「活動」と「休息」をバランスよく取っていくことの大切さについては多くの人が知っているのではないかと思います。

ただ、頭でわかっていても、日々の生活においてそれを実践するのは簡単ではありません。そこで「タッチングケア」の出番です。

すでに述べたように、手で触れたときの刺激は皮膚を通じて、脳の「視床下部」に伝わります。この視床下部こそが、自律神経を調整している部分です。タッチングが自律神経の働きに影響を与えられるのは、そのためです。

たとえば、やさしくゆったりとしたタッチングは、休息する神経である「副交感神経」を優位にします。つまり、心や体をリラックス状態にもっていきます。

一方、力強く速いタッチングは、活動する神経である「交感神経」を優位にします。つまり、心や体を「活動モード」にもっていきます。

休んだり動いたりといった、なんらかのアクションを起こさずに、手さえあれば、**いつでもどこでもその場で自律神経のバランスを整えていけるのが、タッチングケア**なのです。


現代社会では、日々の生活において、休息している時間より活動している時間のほうが長いという人が多いのではないでしょうか。

仕事や家事、育児、介護など、忙しい毎日を送っている人であれば、それこそ休む暇もないでしょう。

そうなると、ずっと交感神経が優位なままです。体は常に緊張状態。それは心や体にとってよいはずがありません。その状態がずっと続けば、さまざまな不調につながっていきます。

そんなときはやさしくゆったりとしたタッチングで、交感神経の活動を静め、副交感神経を優位にしていきます。

そうすることで緊張が緩み、私たちの心や体は、本来の働きを取り戻していけます。その結果、不調も解消していきます。

一方、もうひとつの、交感神経を優位にする強く速いタッチングは、「ここぞ！」という場面で集中したいときや、やる気をアップしたいとき、体を目覚めさせたいときなどに効果を発揮してくれます。

こんな具合に、「活動モード」に入りたいのか、「休息モード」に入りたいのかによってタッチングを使い分けていくといいと思います。

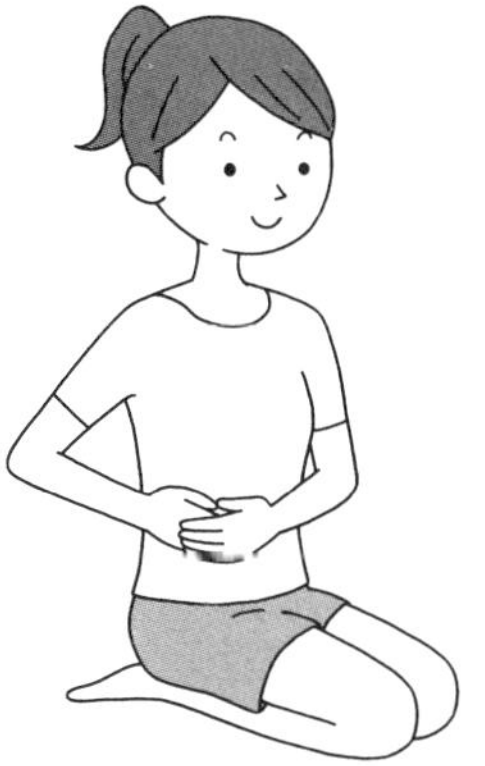

リンパに溜まった「老廃物」を押し流す

◆あのやっかいな「むくみ」も解消

タッチングケアによって体をリラックス状態に導いていくと、血流がよくなるのに加えて、**リンパ液の流れも改善していきます。**

リンパ液とは、血液中の血漿《けつしょう》という成分が血管から染み出て、それが血管と並行して走っているリンパ管に入ったものです。

リンパ液は血液のように循環しておらず、リンパ節に向かう一方です。

主な役割は、老廃物や細菌、ウイルスなどを運ぶこと。そして、リンパ節でそれらは濾過《ろか》され、きれいになっていきます。一方でこれは、リンパ液には老廃物や細菌、ウイルスなどがたくさん含まれているということでもあります。

リンパ液の流れとリンパ節

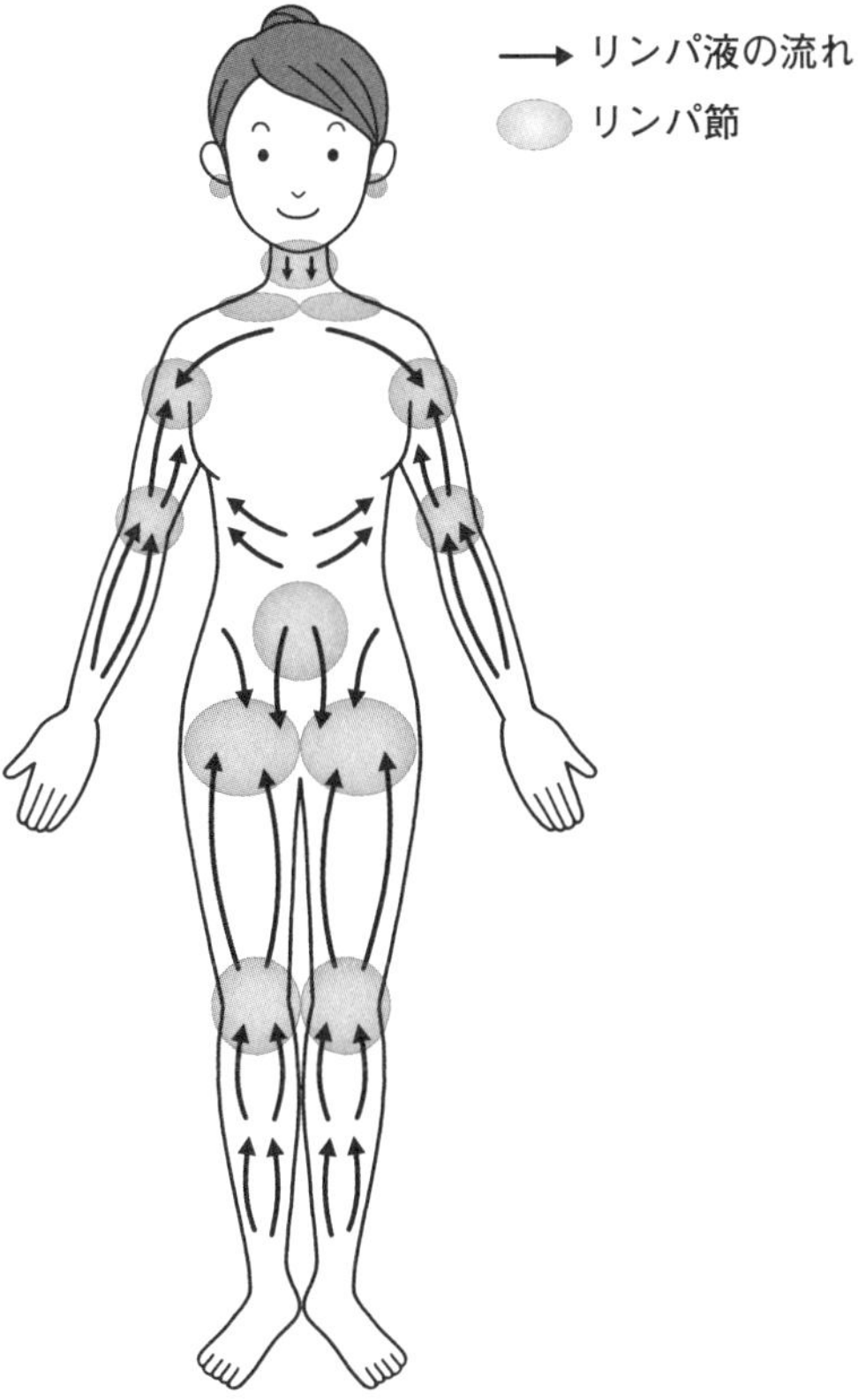

「リンパ液」は体のお掃除役

そのため、リンパ液の流れが鈍くなり滞りがちになると、リンパ管に老廃物がどんどん溜まってしまいます。

これが、いわゆる「むくみ」の状態です。

むくみを解消するにはリンパ液の流れをスムーズにしてあげる必要があります。

そのために有効なのがタッチングケアです。タッチングによって、皮膚のすぐ下を流れるリンパ管にアプローチすることで、溜まった老廃物を押し流し、むくみを改善させることができるのです。

本書では、足のむくみを解消させるタッチングケア（106ページ）を紹介しています。

これは私の講座でも大人気のタッチングケアです。

1回実践してもらっただけで、「足が細くなった」と、みなさんその効果に驚かれます。

幸せホルモン「セロトニン」の分泌を促す

◆セロトニン不足は「うつ病」の原因にも…

実際にタッチングケアを始めてみて、まず実感するのは、心が落ち着き、安定し、穏やかになっていくことではないでしょうか。

これは、自律神経のバランスが整っていくことによる変化でもありますが、タッチングによって脳内物質の分泌が促されることも要因のひとつです。

その脳内物質とは、「セロトニン」と「オキシトシン」です。

まずセロトニンについて見ていきましょう。**セロトニンは「幸せホルモン」とも呼ばれ、心を安定させ、体の調子を整える作用がある**ことで知られています。

具体的には、次の5つの働きがあります。

①頭をすっきりさせる
②心を安定させる
③自律神経のバランスを整える
④痛みを緩和させる
⑤姿勢をよくする

セロトニンの分泌が不足すると、これら5つの働きが低下します。それが心や体のさまざまな不調につながっていきます。また、セロトニン不足はうつ病発症の要因のひとつともいわれています。

では、なぜタッチングケアが、セロトニンの分泌を促すのでしょうか。最新の研究により、セロトニンの分泌を促すものには、左図の3つがあることがわかってきています。

セロトニンの分泌を促す3つのこと

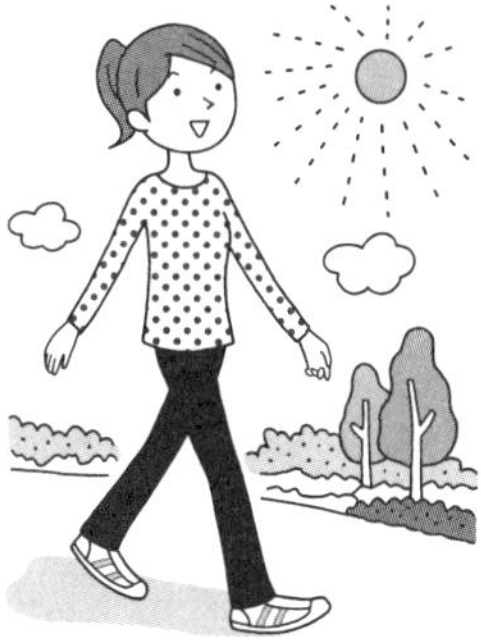

1▶ 太陽の光を浴びること

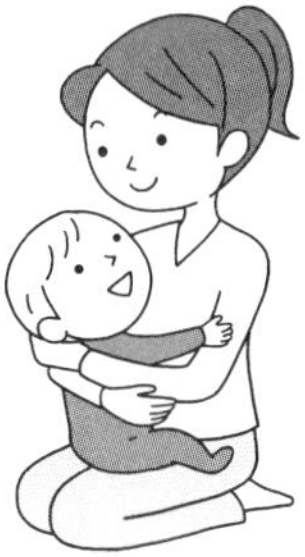

2▶ 人との触れ合い

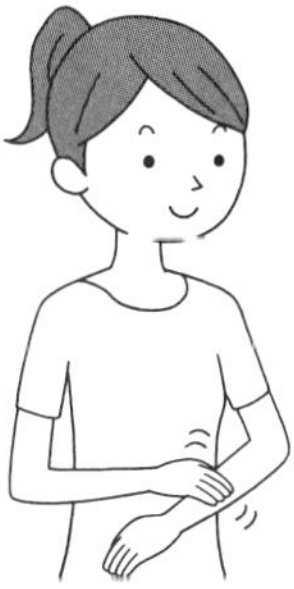

3▶ タッチングケアによるリズム運動

タッチングケアの「リズム」でセロトニンが分泌！

タッチングケアに関係するのは、3つめの「リズム運動」です。

タッチングケアでは、一定のリズムをもって皮膚をさすっていきます。そのリズミカルな動きが、セロトニンの分泌につながるわけです。

タッチングによって、心が安定し、心地よくなっていくというのも納得ですよね。

セロトニンの分泌を促すこれら3つのことは、自然の流れに合わせて、規則正しく社会生活を営んでいれば、それほど難しいことではないと思います。

ただ、現代社会では、そうした当たり前のことがしづらくなっている側面もあります。

仕事や育児などで忙しく生活が不規則になりがちという人は少なくありません。オフィスワークが増えて太陽の出ている日中、ほとんど外に出ないという人もいるでしょう。メールやSNSでのコミュニケーションが多くなり、直接人と触れ合う機会も減りがちです。

こうした生活が続けば、セロトニンの分泌不足に陥りかねません。

近年、うつ病を発症する人が増加傾向にあるといわれていますが、その背景にはセロトニンの分泌を妨げる生活スタイルがあるのかもしれません。

なので、心の健康のためにも、自分の生活習慣を見直し、先ほどあげたセロトニンの分泌を促す3つのことを、毎日の生活に取り入れていってほしいと思います。

規則正しい生活をしたり、しっかり朝の太陽を浴びたり、人と直接会うことを大切にしたり……。

そして、その方法のひとつに、リズムを意識したタッチングケアがあります。

タッチングケアは、ちょっとしたスキマ時間に手軽に実践できます。

ちなみに、**リズム運動でセロトニンの分泌を促すには、5～10分くらい集中的に行なう必要があります。**

また、セロトニンは貯蔵できないので、毎日継続することもお忘れなく！

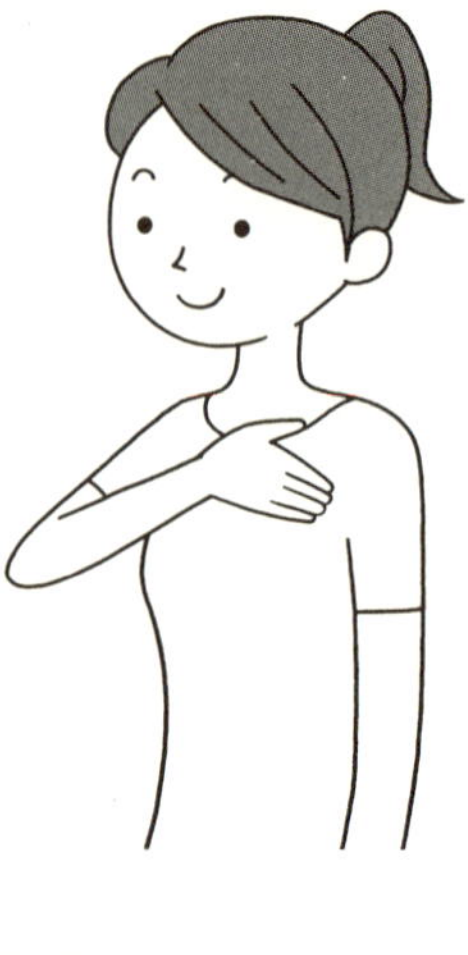

癒しホルモン「オキシトシン」の分泌を促す

◆自然治癒力がアップ

タッチングによって分泌が促されるもうひとつの脳内物質、「オキシトシン」についても見ていきます。

かつてオキシトシンは、「お母さんホルモン」とも呼ばれ、出産時の子宮の収縮を促したり、母乳の出をよくしたりする働きを持つものとして知られていました。

それが最近の研究で、母親に限らず誰でも分泌しうる脳内物質だということがわかってきました。さらに、オキシトシンの分泌が体に与える作用も、世界的に注目されるようになってきています。

主な働きをあげると、次のとおりです。

①ストレスホルモン「コルチゾール」の分泌を抑える
②幸福感を得やすくさせる
③人への愛情を感じやすくさせる

ストレスを軽くすることは、健康を維持するうえで非常に重要です。
過度なストレスは自律神経のバランスを乱しますし、免疫機能の低下も招きます。**オキシトシンが適切に分泌され、ストレスに対して強くなることは、自然治癒力を高め、心と体のさまざまな不調の解消につながるのです。**

さらに、オキシトシンで注目されるのが、「人への愛情を感じやすくさせる」という働きです。小さい頃にスキンシップを十分にされずに育った場合、オキシトシンの分泌が少なく、他者に対して攻撃的になりやすいといわれています。

逆に、十分にスキンシップされて育てられた場合、オキシトシンの分泌が多くなり、他者と円滑な人間関係を築くことができる大人へと成長するとされています。

オキシトシンは「愛情ホルモン」や「癒しホルモン」とも呼ばれるのですが、それはこうした理由によるものです。

オキシトシンの分泌が、幼い頃の親子関係の影響を受けるとなると、大人になっていまさら分泌しやすい体質になるのは無理なのでは、と思うかもしれません。

実はそんなことはありません。**大人になってからでも、オキシトシンの分泌しやすい体質に変えることは可能**なのです。

では、オキシトシンはどのような状況で分泌を促されるのでしょうか。

大きく左図の2つがあります。

2つめの心地よい刺激が、タッチングケアの得意とすることです。

ちなみに、オキシトシンは、タッチングを5分くらい続けたあたりから分泌が始まります。ということは、最低でも5分以上は続けることが大事ということです。そして、タッチングをやめてからも、その後10分くらいは分泌が続きます。

オキシトシンの分泌を促す２つのこと

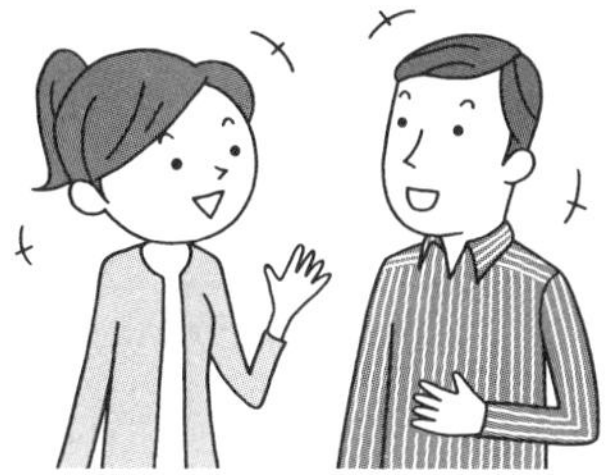

1▶ 信頼できる人とのスキンシップ・会話

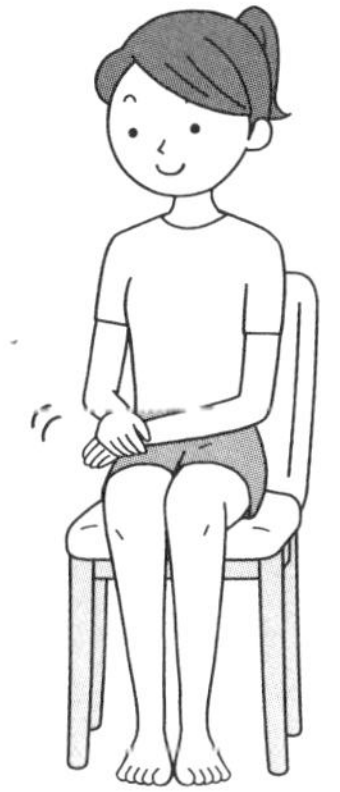

2▶ タッチングケアによる心地よい刺激

タッチングケアで「幸せ体質」になる！

Column 1

「人にしてもらうタッチング」が必要なとき

タッチングケアには、自分で行なう場合と、他人にしてもらう場合があります。どちらのほうが効果があるという話ではなく、「いまの自分の体の状態」に合わせて選んでいくのがいいと私は考えています。

具体的には、自分の力で回復できる状態のときは、自分でタッチングするだけで十分に効果を得られます。

一方、疲労が溜まりすぎて、自分のリズムが崩れ切ってしまうと、自力ではどうにもできなくなります。

「白衣の天使」と呼ばれたナイチンゲールは「病人というものは、脚の骨折のときに他人の手を借りないかぎり脚を動かせないのと同じように、外から変化が与えられないかぎり、自分で自分の気持ちを変えることができない」(『看護覚え書』)という言葉を残しています。この状態のときは、誰かの力を借りるしかありません。**人にしてもらうタッチングで、外から自分のリズムを整えていく**のです。

では、自分でするか、他人の力を借りるかの見極めは、どうすればいいでしょうか。

その方法は非常にシンプルです。

たとえば、みなさんは、アロママッサージや整体に行きたいとなんとなく思うことがありますよね。そういう場合は、かなり体が疲れています。そして、回復するために本能的に誰かの力を借りたいと感じているときです。そう感じるときは、自分の本能の声にしたがい、どんどん人の力を借りてしまいましょう。

一方、元気なときは、人に触られるのが嫌だと感じたりします。それは、自分のリズムが崩されるのを本能的に避けたがっているからだと思います。

そんなときは、多少疲れて、リズムが乱れていても、ちょっと立ち止まって自分でタッチングしてあげれば、自分のリズムを取り戻すことができます。

第2章

タッチングケア4つの基本

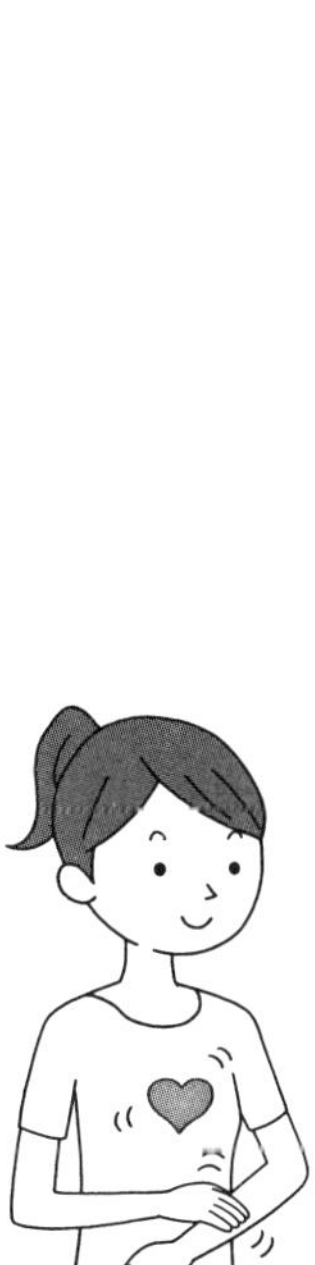

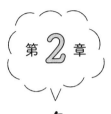

ア4つの基本

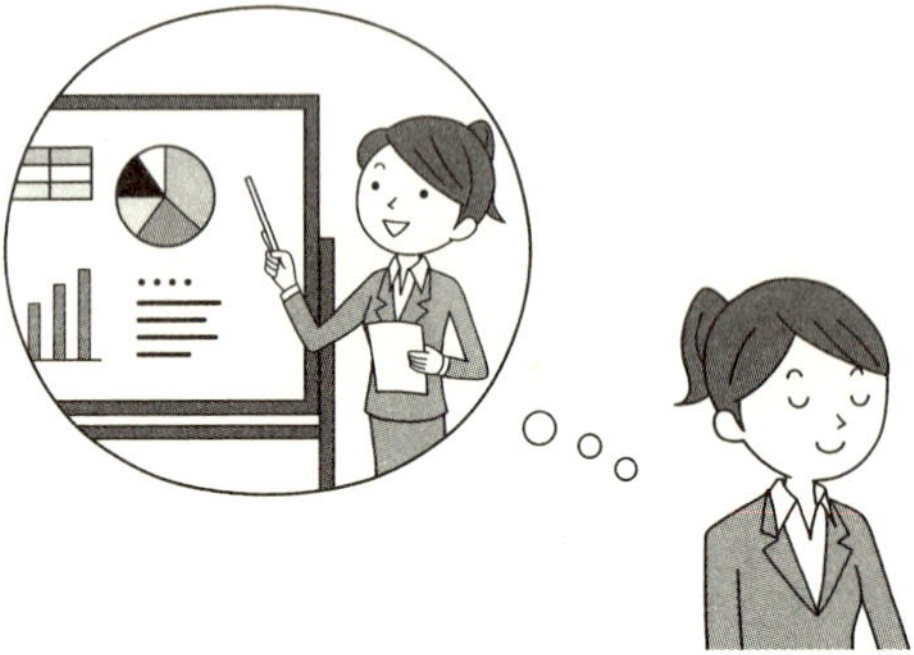

基本3▶「どうなりたいか」をイメージする

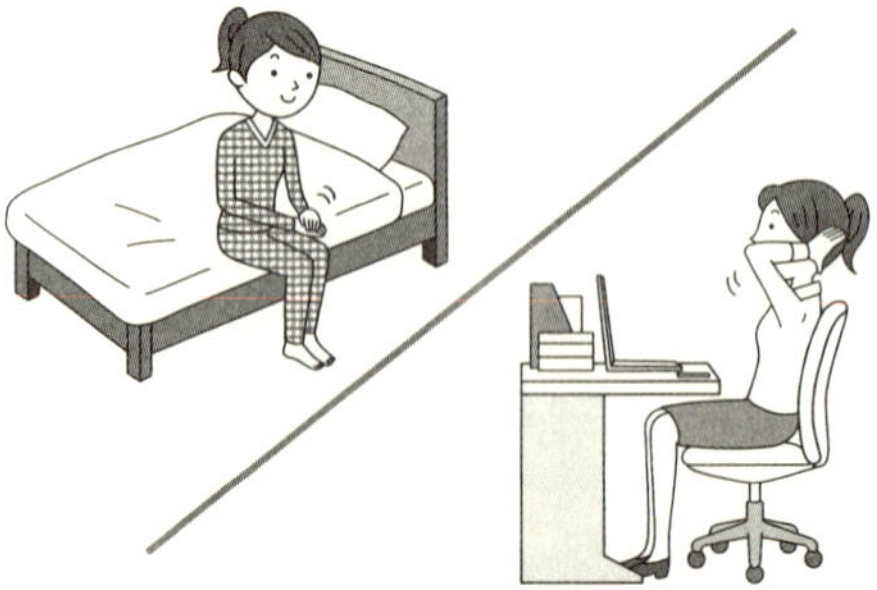

基本4▶布団で、オフィスで、お風呂で…
「いつでもどこでも」!

タッチングケ

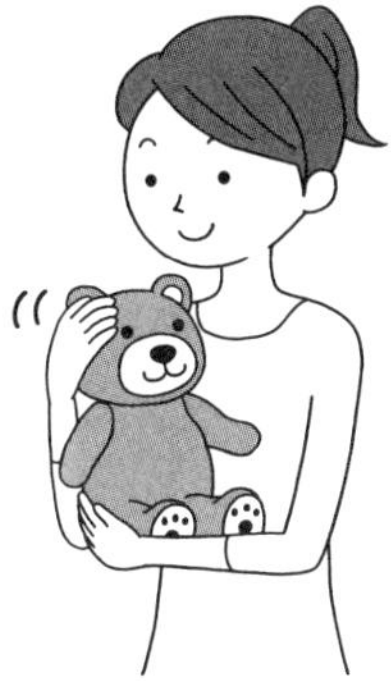

基本1 ▶ 力加減は「マシュマロタッチ」

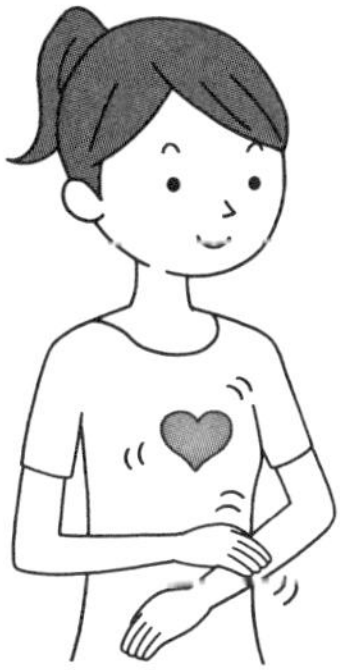

基本2 ▶ 「リズム」と「スピード」を意識して

基本1　力加減は「マシュマロタッチ」

◆ぬいぐるみをなでるようなイメージで

第2章では、タッチングケアで守ってほしい4つの基本をご紹介します。

まずは「触り方」についてです。

よく「タッチングとマッサージは同じものですか？」という質問を受けますが、この2つは、触り方が異なります。

タッチングの場合、乗せている手にはほとんど力が入っていません。逆に力が入ると限りなくマッサージに近くなり、治療を感じさせる手つきになってしまいます。

触る強さのイメージとしては、マシュマロをつぶさない程度に押す、という感じで

す（これを私は「マシュマロタッチ」と呼んでいます）。

このとき、皮膚には４００グラムぐらいの圧がかかっています。なので、「マシュマロタッチ」の感覚がいまいちつかめないときは、はかりを使って、目盛が４００グラムになるように押してみましょう。かなり軽い圧なので、驚かれると思います。

そして、マシュマロタッチの力加減で、皮膚に触れる面積をできるだけ広くして、包み込むようにゆっくりと手を動かしていきます。かわいいぬいぐるみをなでるようなイメージです。

この感覚を体感していただくために、私のタッチングケア講座では、実際にぬいぐるみを抱っこし、「いい子、いい子」してもらうワークを行なっています。みなさんもお持ちのぬいぐるみでぜひ試してみてください。

このマシュマロタッチは、タッチング

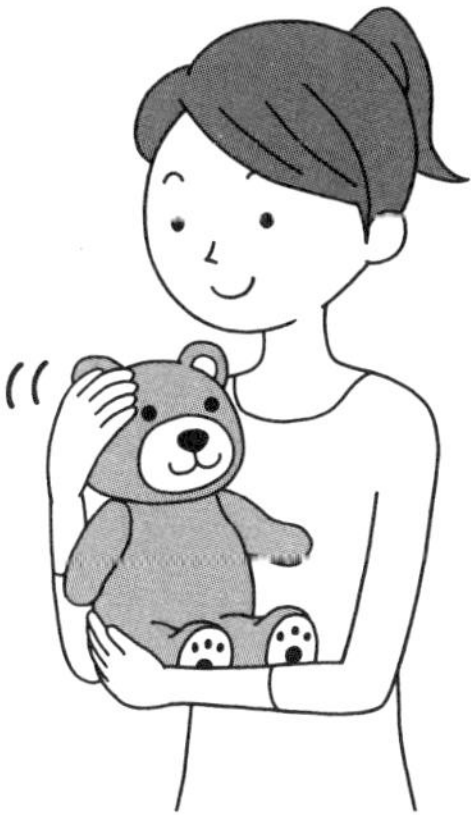

の基本となりますが、これは自分を癒し、リラックス状態にもっていく場合の触り方。つまり、副交感神経を高めるためのタッチングです。

一方で、やる気を出したいときや、一気に集中したいときなどは、交感神経を高めるために、ちょっと圧を強めてタッチングを行なっていきます。よりマッサージに近いタッチングです。

そのときは、スポンジがちょっとへこむぐらいの圧をかけます。具体的に数値でいえば、７００~８００グラムくらいの圧です。

ただし、「手で触れる面積をできるだけ広くして、包み込むようにさする」というのはマシュマロタッチのときと変わりません。ちょっと強めになでてあげながら、「さあ、もうひとがんばりしようね」とか、「大丈夫。私ならできる」などと、自分を励まし、鼓舞してあげます。

基本２　「リズム」と「スピード」を意識して

◆「心臓の速さ」に合わせる

第１章で、タッチングケアは「自分のリズム」を取り戻すために役立つというお話をしました。その効果を最大限発揮させるためには、タッチングの際にも、「リズム」と「スピード」を意識する必要があります。

それぞれ具体的に見ていきます。まずはリズムについて。

タッチングケアの手の動かし方の基本は、「Aを出発して、Bに至り、再びAに戻る」のくり返しです。そのとき、AからBへ行くときは若干強めにして、BからAに戻るときは力を抜きます。**この強弱のリズムをまず意識しましょう。**

さらにスピードですが、**心地よく落ち着いているときの、自分の心臓の速さに合わせる**といいでしょう。心臓の動きに合わせて、一定のリズムで手を動かしていきます。具体的には、「ドクッ」という1回の拍動に合わせて、ひとつの動作を行なうというのを目安にしてください。

ちなみに、専門書によると、「1秒間に5センチ進む」くらいのスピードが人間にとっては心地よいという実験結果があります。

ただ、あまり厳密だとかえって疲れてしまいますよね。

それに、タッチングケアは、「自分のリズム」を取り戻すためのものでもあります。そのベースとなる「心地よく落ち着いているときの、自分の心臓の速さ」に合わせたほうが、調子を取り戻しやすくなるのではないかと思います。

そのほか、元気になりたいのか、気持ちを落ち着けたいのかなど、そのとき自分がなりたい状態に合わせてリズムとスピードを微妙に調整していきましょう。

タッチングの「リズム」と「スピード」

リズム

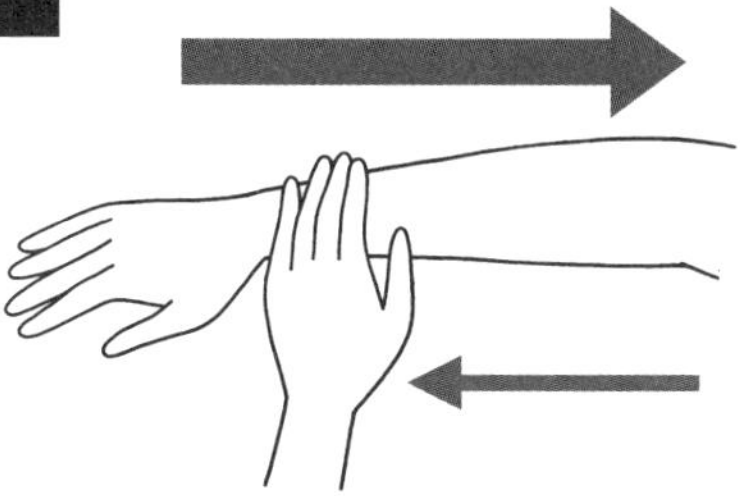

▶「行き」は強く、「帰り」は弱く

スピード

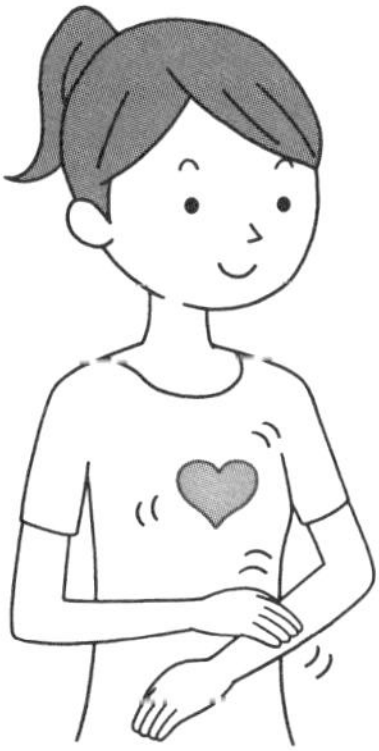

▶「心臓の速さ」に合わせる

元気になりたければ「強・速」、落ち着きたければ「弱・遅」

基本3「どうなりたいか」をイメージする

◆「自分に合ったタッチング」を見つける

タッチングケアにおいて、イメージの力というのはあなどれません。自分が「どうなりたいか」を明確に意識することで、はっきりした効果が現れるようになります。

たとえば、緊張を解いてリラックスしたいのか、「ここぞ！」という場面でやる気を鼓舞したいのかでは、タッチングのアプローチも異なります。

前者はゆったりやさしいタッチングで自分を癒していく形になりますし、後者はちょっとだけ圧をかけて、自分を元気づけるタッチングになります。

ただ漫然とタッチングするのではなく、**「どうなりたいか」を明確にイメージすることが大切**です。つまり、「着地点」を持ってタッチングを行なっていくのです。

「どうなりたいか」が大切

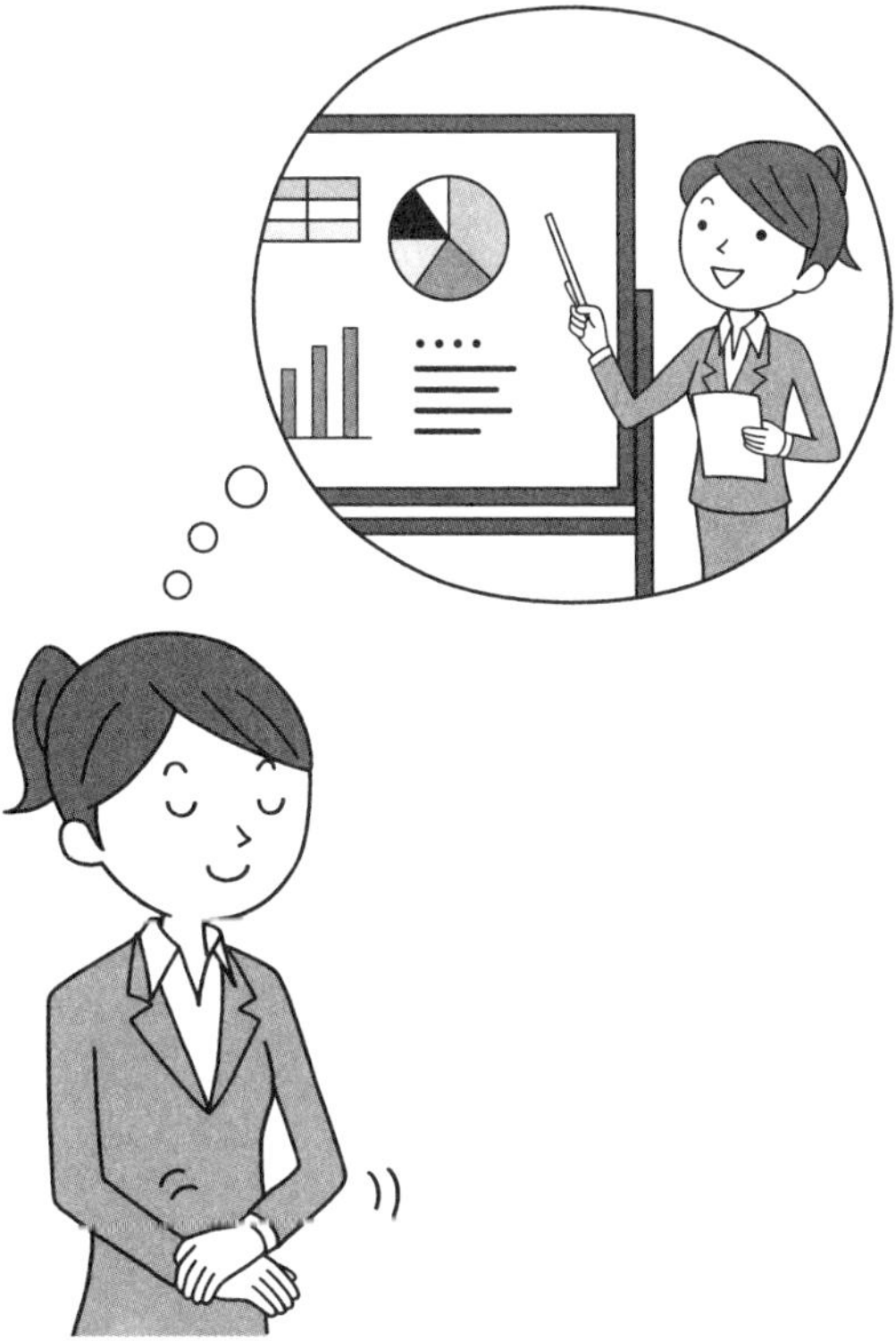

「強いイメージ」がタッチング効果を引き出す！

こうした「着地点」を設けておくと、ケアしたあとに「効果はあったか?」という振り返りもできます。あまり効果を感じなかった場合には、より効果を高めるために、やり方をいろいろ工夫していけます。

一方、効果を感じたときには、「この状況にはこの方法を使うと、自分には効果があるのだ」ということを知ることができます。

たとえば、プレゼンテーションの前に緊張しているとき、「ゆっくりと落ち着いて話せるように」という着地点を設定し、タッチングを行なったとします。

そして、実際にそのとおりにできたならば、自分にとっての必勝法がひとつ見つかったことになり、次回以降も自信を持ってプレゼンに臨むことができます。

体の不調においても、同じです。**それぞれの症状ごとに、自分にとって効き目のあるタッチングのストックを増やしていく**ことができます。

こんな具合に、自分に合ったタッチングの方法を知っていれば自己管理がしやすくなり、ストレスや不調に悩まされることが減っていきます。

基本４　布団で、オフィスで、お風呂で…「いつでもどこでも」！

◆日々の暮らしにタッチングを取り入れる

自分で行なうタッチングケアは、自分の手さえあれば、気軽にできます。道具は必要ありません。

なので、場所も時間も選ばず行なえるのが大きな長所だといえます。

たとえば、布団で、通勤電車で、オフィスで、トイレで、お風呂で……という具合に、**思い立ったときに、「いつでも、どこでも」できる**のです。

私自身、自分の心や体を整える手段として、日々の暮らしの中にちょくちょくとタッチングケアを取り入れています。

たとえば、朝起きて、なんとなく調子が出ないときは、やや速めのリズムのタッチングで体を目覚めさせます。こうすることで、交感神経を徐々に目覚めさせ、体をアクティブな状態にもっていくことができます。

日中は、緊張を強いられるような場面も少なくありません。人前で話さなければいけなかったり、緊張する人との打ち合わせがあったり、重要な決断をしなければいけなかったり。そんなときは、その前と後に、必ず自分を緩めるタッチングをするようにしています。電車の中や歩きながらなど、移動中に行なうこともあります。

そして、私にとっての欠かせないタッチングタイムといえば、自宅に戻ってからのお風呂の中。

タッチングは洋服の上からよりも直接皮膚に行なったほうが効果は高くなります。なので、お風呂は絶好の場。お風呂というリラックスできる空間で、首や肩などをやさしくタッチングし、1日の疲れを取っていくのです。

仕上げは、就寝前の布団の中。ゆっくりとしたリズムのタッチングで体をリラックスさせ、眠りにつきます。

いつでもどこでもタッチングケア！

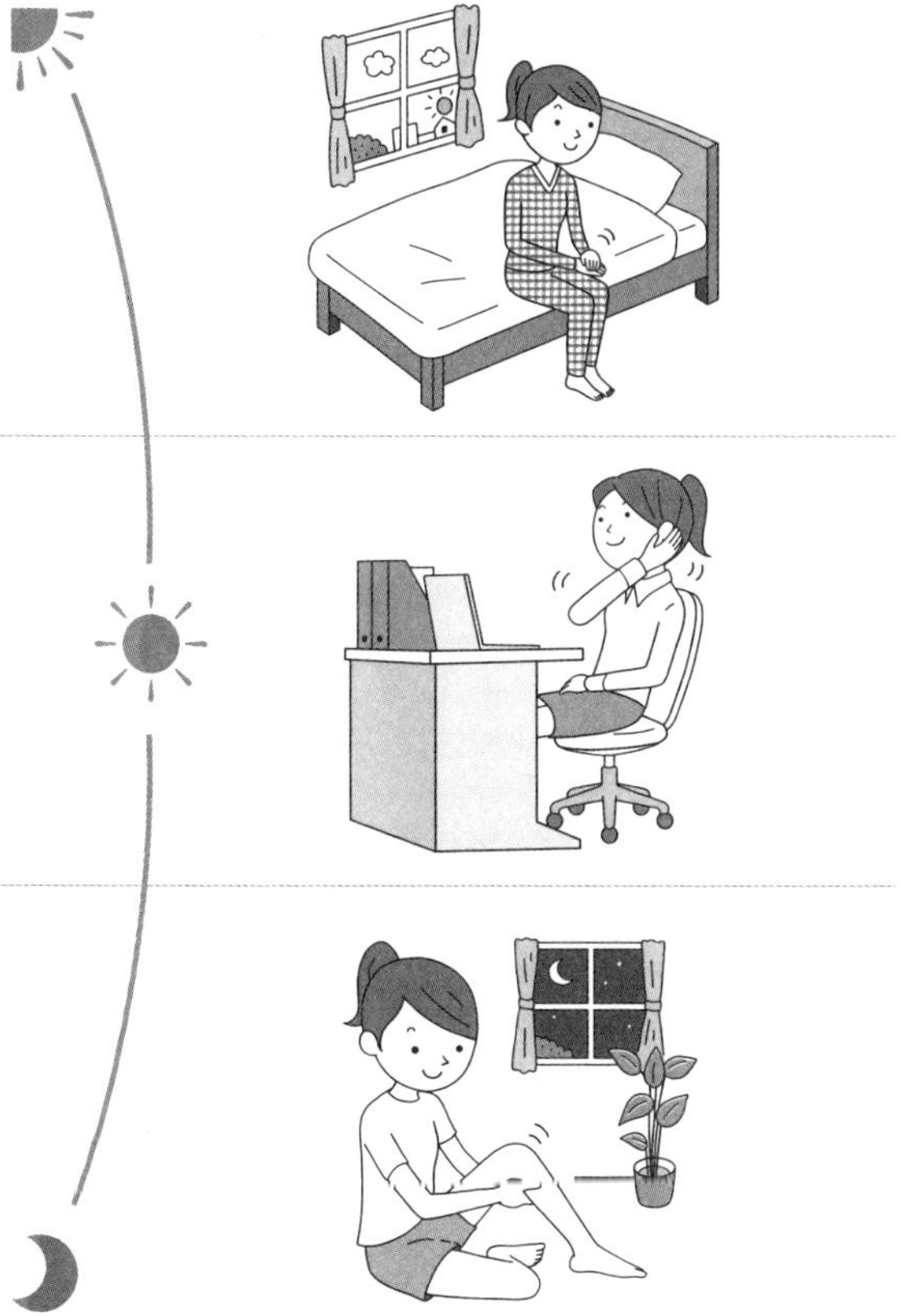

「日常のひとコマ」に取り入れる

Column 2

「大切な人」にタッチングをしてあげましょう

もし、あなたの大切な人が心や体の不調で苦しんでいるなら、タッチングケアで楽にしてあげましょう。

現代では、「具合が悪い人は病院に連れていく」というのが常識になっています。ただ、医者にすべてを任せきりにすることに、物足りなさを感じたり、罪悪感を覚えたりする人もいます。

私が看護師をしていたときも、入院している子どものお母さんが、「何もしてあげられない自分がもどかしい」と悩んでいる姿をよく目にしました。

そのときは「お母さんがやさしい言葉をかけてあげるだけで、お子さんは安心しているんですよ」と声をかけていました。

しかし、いまだったら「お子さんのためにできることがありますよ。タッチングケアで楽にしてあげましょう！」と伝えるでしょう。

「大丈夫だよ」という思いを込めながらタッチングをしてあげることで、不安な思いが安心した気持ちに変わり、元気になろうとする力を引き出すことができます。それは病院で医師が行なう治療効果を高める助けにもなるのです。

本書でご紹介しているタッチングケアはすべて、人にしてあげることもできます。どれぐらいの「リズム」と「スピード」がいちばんリラックスできるのか、実際に触りながら、コミュニケーションを取ってみてください。

相手が楽になるのはもちろん、タッチングをしてあげたあなたも、「大切な人の役に立つことができた」という満足感、充足感を得ることができるはずです。

夫婦、親子、恋人など、さまざまな関係において、「タッチングケア」を取り入れてほしいと思います。

第3章

体が軽くなるタッチングケア

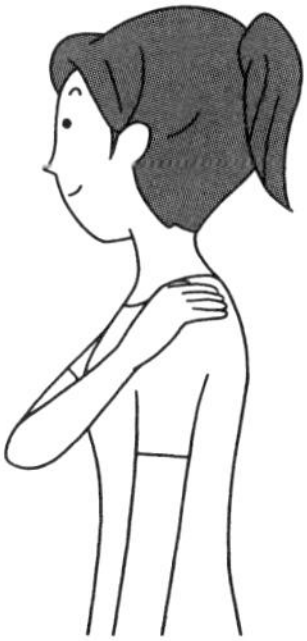

肩こり

◆「筋肉の疲れ」を解消させる

首から肩甲骨にかけてコリや痛み、疲れなどを感じる、いわゆる「肩こり」は、ひどくなると、頭痛や吐き気、嘔吐を引き起こすこともあります。

その原因には、姿勢の悪さや運動不足、ストレスによる精神的な緊張状態などがあげられます。

最近では「スマホ肩こり」なんて言葉も聞くようになりました。スマートフォンを使用する際、前屈《まえかが》みの姿勢を続けることで生じる肩こりです。

そもそも首のところにある頸椎《けいつい》は、およそ4キロもの頭部を支えています。また、肩関節は腕が前後・左右・上下などに動くのを支えています。そのため、首から肩にかけての部分には大きな負担がかかっているのです。

肩こりと老廃物

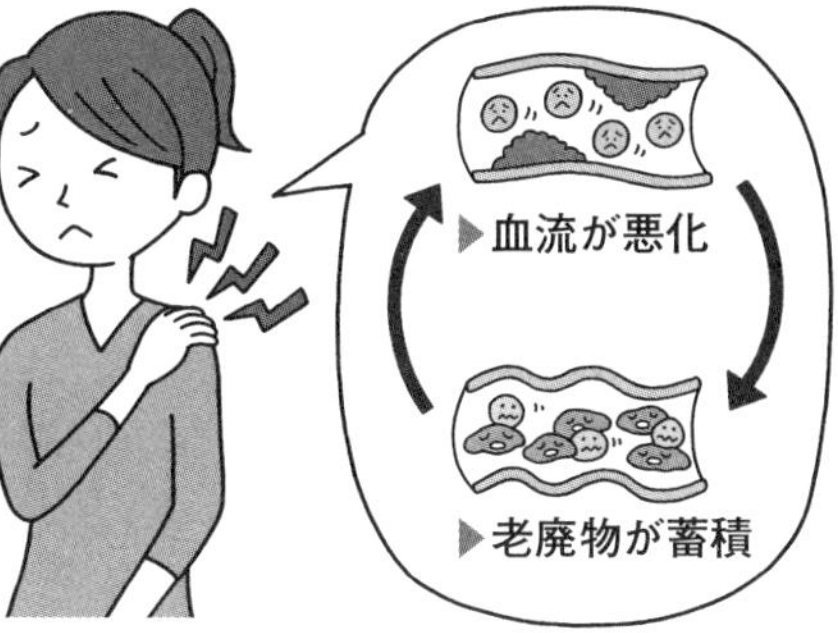

デスクワークの人は要注意！

そこにさらに、スマホ操作や読書などで前屈みの姿勢を長時間続けていたりしたら、その周辺の筋肉には疲労が出やすくなります。

それが、「肩こり」という症状となって現れてくるわけです。

また、ストレスによって交感神経が優位な状態が続くと、肩まわりの筋肉が収縮し、老廃物が溜まりやすくなります。これも肩こりの原因となります。

いずれにしても、**肩こりは、筋肉部分の血液やリンパ液の流れが悪くなり、老廃物が溜まっている状態**です。

なので、肩こりを解消するには、血液や

リンパ液の流れをよくしてあげること。これはタッチングケアの得意分野です。

タッチングする場所は、肩から首筋にかけての部分です。

この辺りは、頭部や腕へと続く太い血管が通っています。

肩から首筋にかけてのタッチングは、その部分の血液の流れをスムーズにします。その結果、首から上と肩から腕にかけての血流がよくなり、肩や首のコリの解消につながっていくのです。

また、首筋のところには、「胸鎖乳突筋《きょうさにゅうとつきん》」という筋肉があります。首を傾けたときに盛り上がる筋肉で、鶏のささみのような形をしています。

この筋肉の周辺にはたくさんのリンパ節があります。なので、ここをタッチングすることでリンパ液の流れがよくなり、これもまた首や肩のコリをほぐすことにつながります。

仕事中、ちょっとしたスキマ時間ができたら、このタッチングで溜まった疲労をリセットしてみてください。

肩こりに効くタッチング

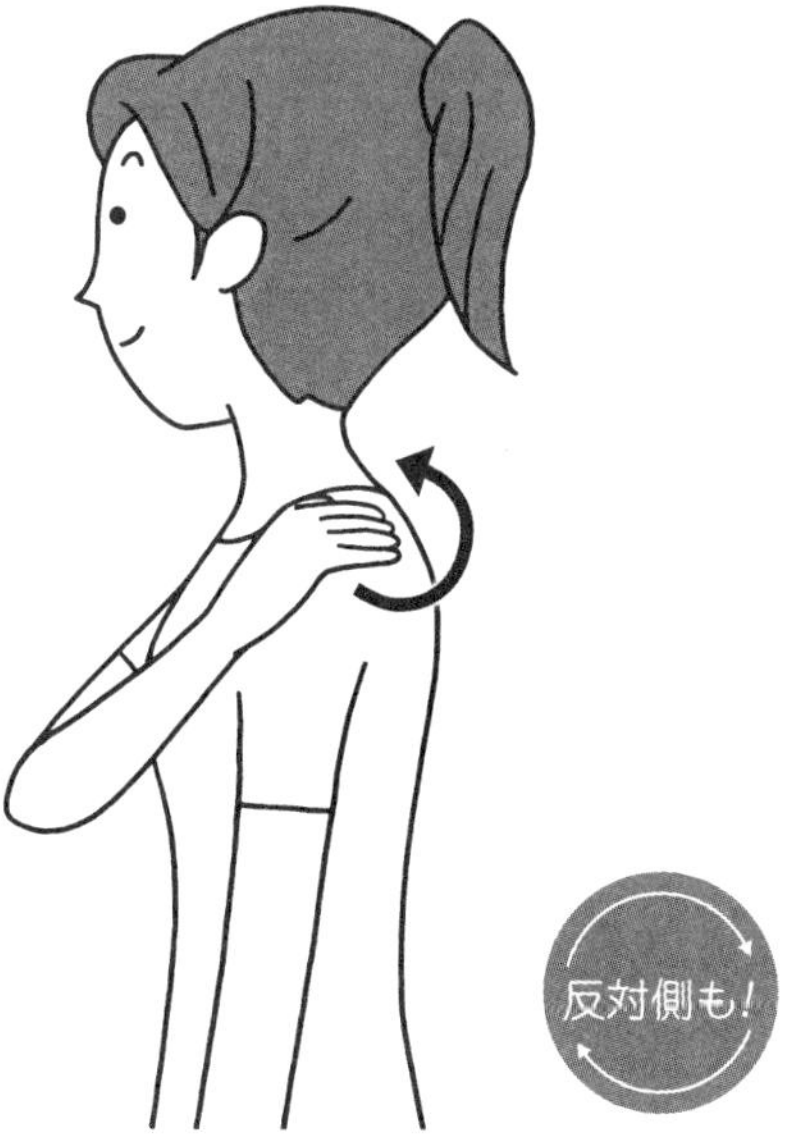

1▶ 首を傾け肩に手を当てる

2▶ 円を描きながら耳の下辺りまでさする

これからは「肩たたき」ではなく「タッチング」で解消！

頭痛①

◆血行をよくすれば、痛みは消える

緊張やストレスによって起こる頭痛の場合、頭皮がコリコリに固い状態になっています。なので、頭皮をタッチングで温め、血行をよくしてあげましょう。そうすることで、緊張が緩み、頭痛が解消されていきます。

頭皮の場合のタッチングは、「やさしく」ではなく、指先にちょっとだけ力を入れて、頭皮をグサッと押さえ、グルグルと回していきます。

頭にはほかの部分のように、皮膚と骨の間に厚い筋肉があるわけではないため、強い刺激を与えたほうが緩みやすくなります。こうした頭皮のタッチングについて「どれくらい行なうといいですか？」という質問をよく受けますが、数や時間に決まりはありません。楽になったと感じるまで続けるといいでしょう。

頭痛に効くタッチング①

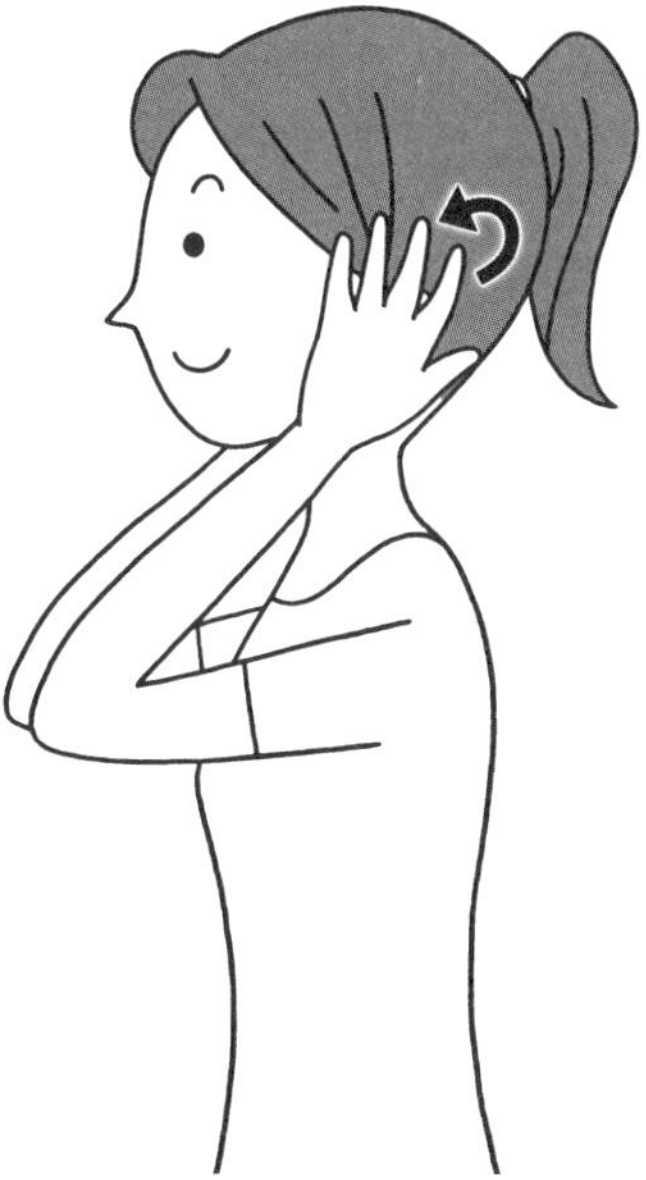

1 ▶ 両耳を囲むように手を当てる

2 ▶ 円を描きながら後頭部までさする

指先にちょっと力を入れて、強めの刺激が◎

頭痛②

◆「緊張の大本」をやさしくさする

緊張型頭痛は、肩や首の筋肉が緊張でカチカチに固くなってしまうことでも起こります。緊張しているときや、ストレスがかかっているときは、肩にかなり力が入っているものです。その状態がずっと続くことで、肩がカチカチに凝っていきます。そしてこの部分は、心臓から出た血管が脳へとつながっていくところ。ここがカチカチだと、その上の首や頭への血液の流れも悪くなっていきます。

その結果、頭痛へとつながっていくのです。

このタイプの頭痛の場合、**肩や首の筋肉を温めることで緊張を緩めていきます。**

具体的には、緊張の大本である「肩」から「首筋」にかけて、手でやさしくさすり、温めていきます。その部分の血行が改善し、筋肉も緩んでいきます。

頭痛に効くタッチング②

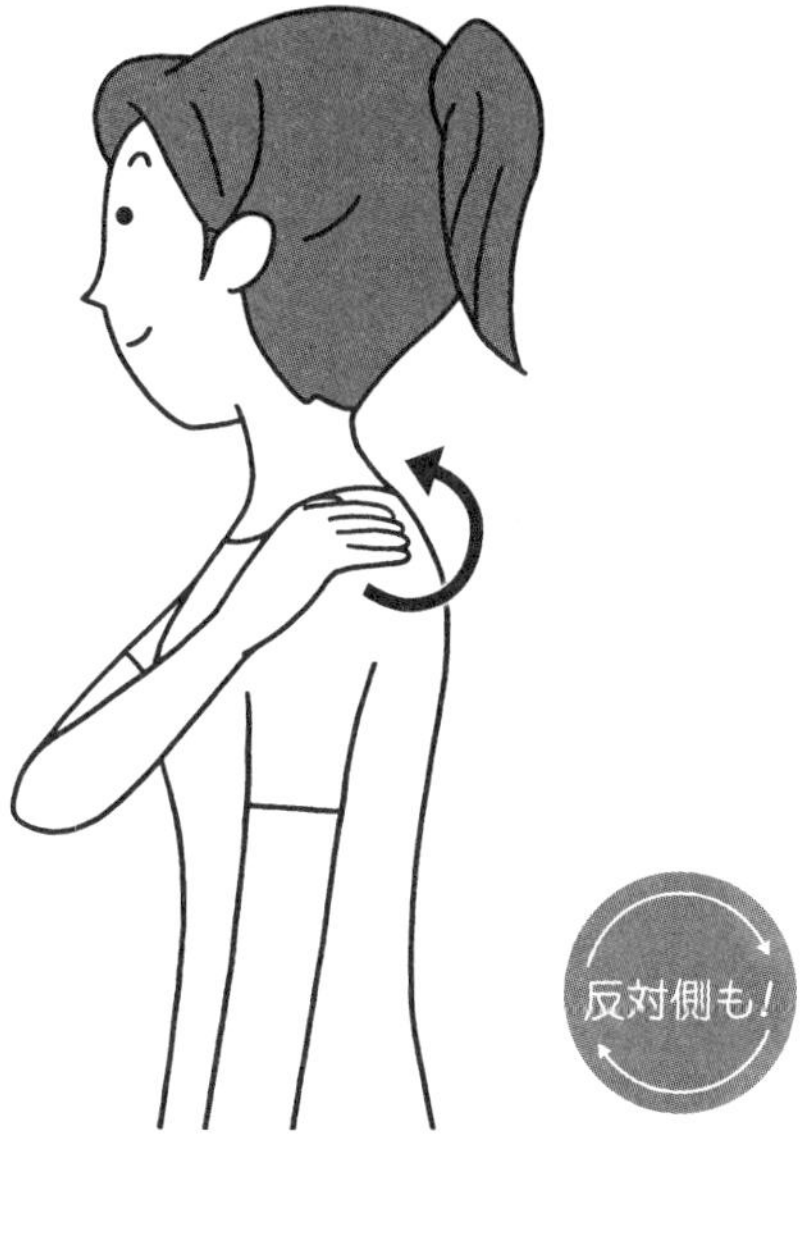

1▶ 首を傾け肩に手を当てる

2▶ 円を描きながら耳の下辺りまでさする

さするときは、自分にとって心地よいリズムで!

腰痛

◆「仙骨」へのタッチングが効果アリ

腰の辺りが重かったり、痛みを感じたりする「腰痛」。私のまわりにも悩んでいる人がたくさんいます。

そんなつらい腰痛は、タッチングケアで改善できます。

ただし、タッチングケアが効果を発揮するのは、原因は特定できないものの、慢性的になんとなく腰が重かったり痛かったりという「慢性腰痛」です。

スポーツや加齢などで腰の骨や組織などが変形・変性して痛みを生じさせる場合（腰椎椎間板ヘルニア）や、腰椎の関節がねんざするなどして急激な痛みが走る場合（ぎっくり腰）など、原因が明確なものについては医療的な治療が必要です。

ではタッチングケアの効果が期待できる「慢性腰痛」について見ていきましょう。

慢性腰痛には、さまざまな要因がありますが、主に腰まわりの筋肉の緊張や、冷えによって血液と体液の流れが悪くなることで起こります。

それを解消するために、**やさしいタッチングで腰まわりの筋肉の緊張を緩め、血液などの体液の流れをよくしていきます。**

そのとき、注目するのは「仙骨」です。

仙骨とは、骨盤を構成する骨のひとつです。

骨盤の中心に位置し、その上には背骨、さらにその上には頭蓋骨が載っており、まさに体を支える土台となっている部分です。

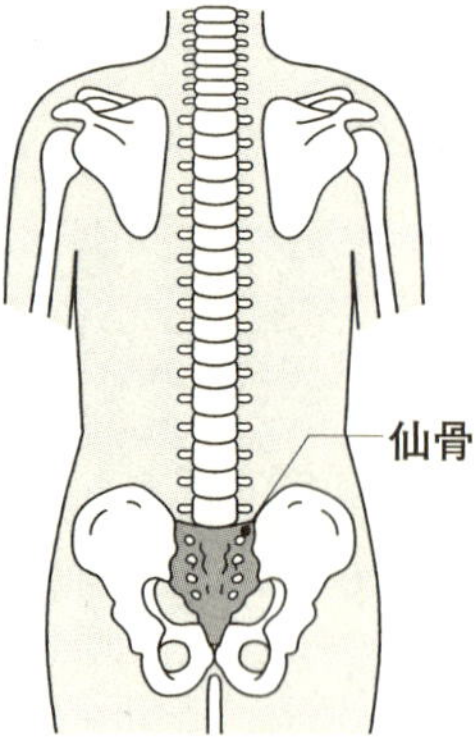

位置としては、腰よりちょっと下、お尻の割れ目よりちょっと上のところです。

仙骨には左右に4つずつ穴があり、そこには神経や血管などが通っています。なので、その周辺の筋肉が緊張していると、血流も悪くなりますし、神経も圧迫され

ます。それが、腰の痛みやだるさ、疲れなどにつながっていきます。

また、仙骨の穴を通る神経は足にもつながっていますので、仙骨まわりの筋肉の緊張は足のしびれやだるさの要因にもなります。

そこで、タッチングケアでは、**仙骨から腰にかけてゆっくり円を描きながらさすってあげます**。そうすることで、筋肉の緊張がほぐれ、血流やリンパ液の流れが改善していきます。

さらに、このタッチングを習慣にすると、腰まわりの筋肉がほぐれた状態をキープできるようになっていきます。それは、骨盤のズレや歪みを、少しずつではありますが、解消していくことにつながります。

仙骨を含めた骨盤は、上半身と下半身をつなぐ要《かなめ》となる部分。そこが整っていけば、体全体のズレや歪みの解消にもつながります。

その結果、全身の血液を含む体液の流れがよくなっていき、体を元気な状態で維持できるようになる。腰まわりの筋肉がほぐれるとそんな効果も期待できるのです。

腰痛に効くタッチング

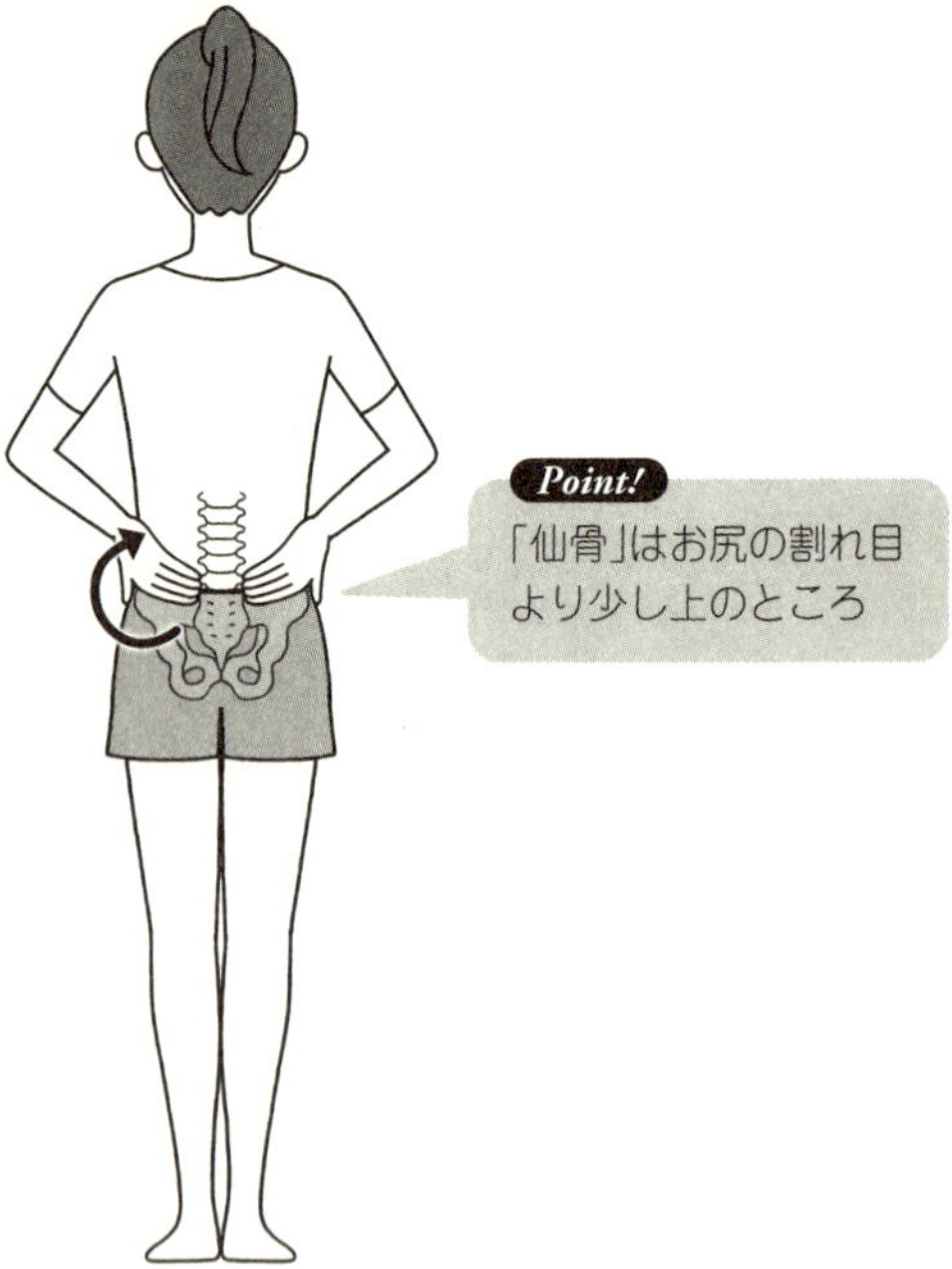
Point!
「仙骨」はお尻の割れ目
より少し上のところ

1 ▶ 仙骨に両手を当てる

2 ▶ 仙骨から腰にかけて、円を描きながらさする

体全体のズレや歪みの解消にも効果的！

便秘

◆腸を持ち上げればすっきり

便秘は、腸の活動が鈍くなっていることで起こります。なので、便秘解消におすすめなのは、腸にアプローチするタッチングです。

腸骨という、骨盤を構成する骨のひとつで、チョウが羽を広げたような形をしているところがあります。そこに大腸がはまりこんでしまうと動きが鈍くなり、便秘の原因になります。そこで**両方の手のひらを使って大腸を持ち上げる**、というわけです。

これは効果てきめんです。はまりこんでいる状態から脱することで、腸の活動が活発になり、排便が促されるのです。慣れないうちは、仰向けになって膝を曲げてやってみるといいでしょう。そのほうが筋肉が緩むので、大腸の位置がつかみやすいですし、大腸も持ち上がりやすくなります。

便秘に効くタッチング

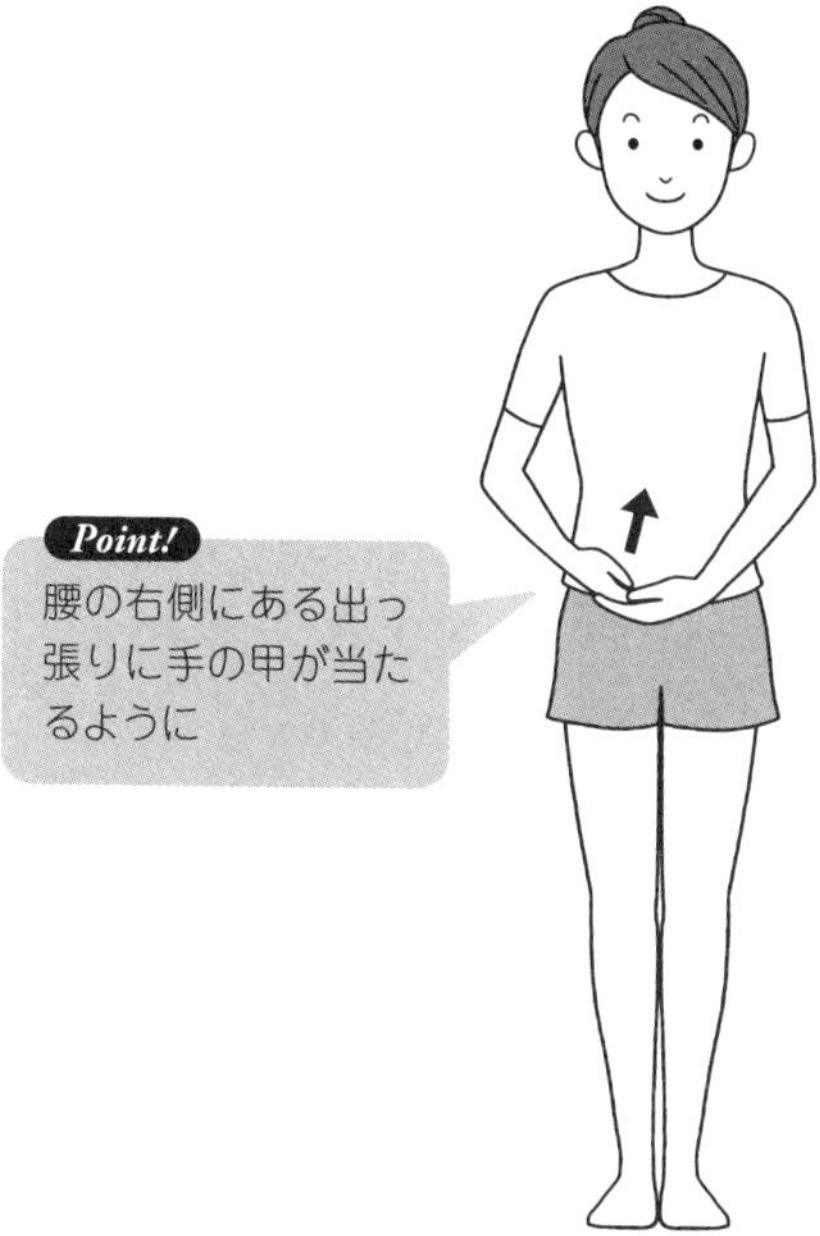
Point!
腰の右側にある出っ張りに手の甲が当たるように

1 ▶ 手の甲を腸骨に当てる

2 ▶ 手のひらに大腸を乗せるイメージで、上へ持ち上げる

朝、起きたときに布団の中で行なうのがおすすめ！

冷え性

◆つらい「末端の冷え」を改善

冷え性で悩む人は少なくありません。とくに成人女性の半数以上が体の冷えに悩んでいるともいわれています。冷え性そのものは病気ではありませんが、さまざまな不調の引き金になりますし、悪化すると痛みをともなうこともあります。

冷えを感じたとき、手足など「冷えているところをさする」という人も多いのではないでしょうか。しかし、これだけだとあまり効率的ではありません。より効果の高いタッチングも行なっていきましょう。それが**「お腹を温める」タッチング**です。

お腹の部分には太い血管が走り、血液が多く集まってきます。体の仕組みからいって、細い血管を温めるよりも、太い血管を温めたほうが、効率的です。流れる血液の量が断然多いので、より早く全身を温めることができます。

冷え性に効くタッチング

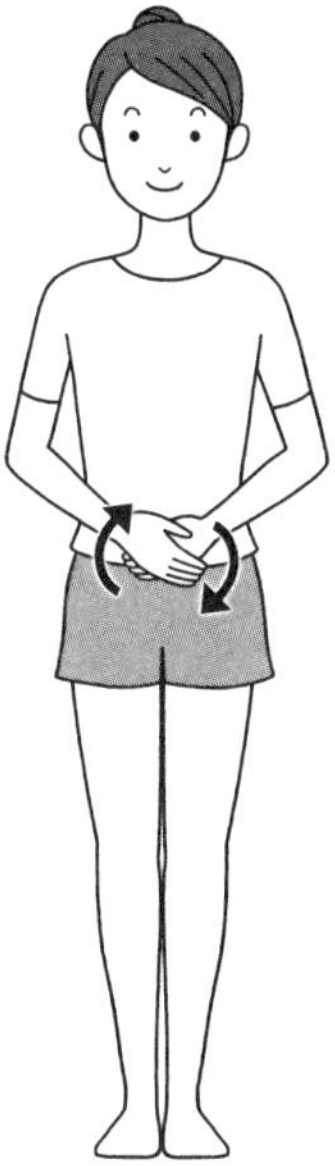

1 ▶ お腹の上に両手を当てる

2 ▶「の」の字を書くように、ゆっくりと動かす

3 ▶ 下腹部に手を当て、そのまま20秒待つ

仰向けに寝て行なってもOK！

足のむくみ

◆一気に2センチ細くなった人も！

デスクワークや立ち仕事などで、長時間同じ姿勢でいると、筋肉をあまり動かしません。そうなると、血液を心臓に戻す下肢の筋ポンプ作用が低下。足のむくみが起こりやすくなります。そのむくみの解消にタッチングケアを活用していきましょう。私がおすすめしているのは、**足の側面へのやさしいタッチング**です。

むくみを取ろうとして、ふくらはぎを強くもむ人がいますが、静脈瘤《じょうみゃくりゅう》などがあった場合、炎症を起こす危険性があります。足の側面は血管が皮膚の表面近くを流れているため、やさしくさするだけで十分にむくみを緩和することができます。実際、このタッチングの前と後とで、足の太さを測ってもらうと、平均で1センチ、かなりむくんでいる人で2センチくらい細くなった例もあります。

足のむくみに効くタッチング

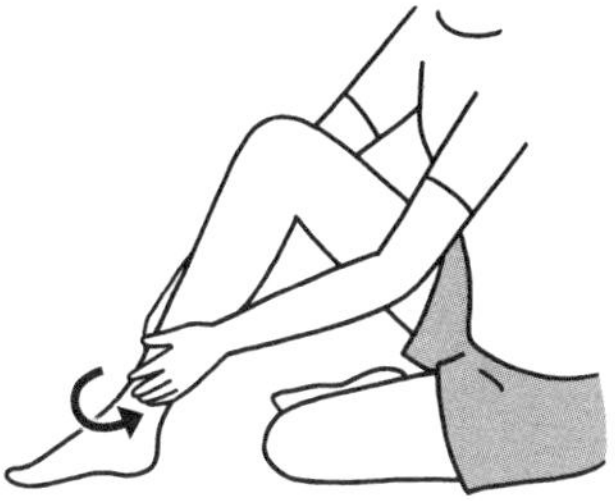

1 ▶ 床に座り片方の膝を立て、足首の側面に両手を置く

2 ▶ 膝に向かって円を描くようにやさしくさする

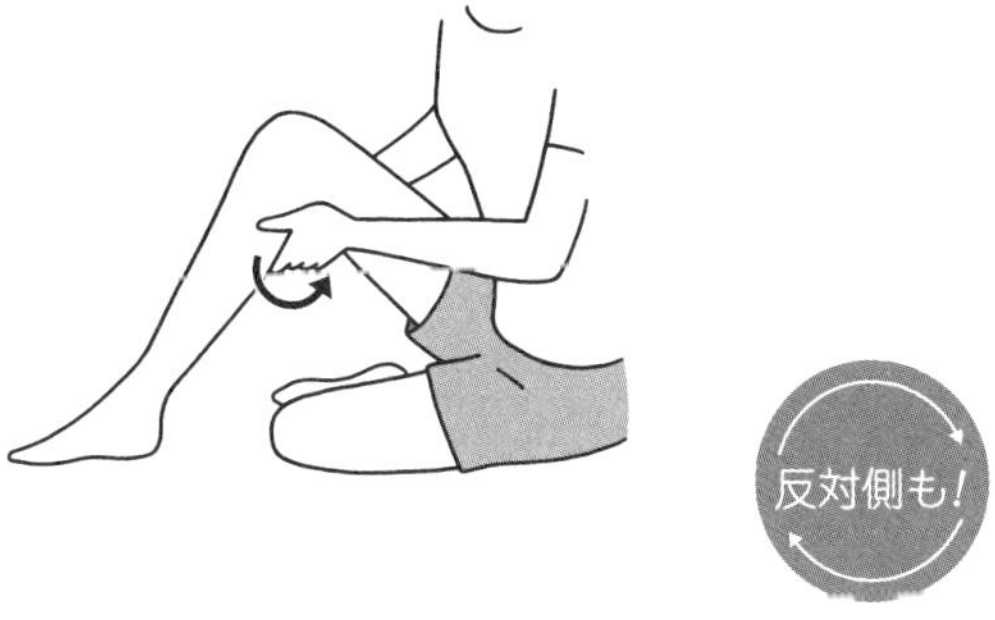

3 ▶ 膝の裏側をさすりあげる

強くもみすぎないように注意

肌の調子が悪い①

◆くすみが消えて、肌が明るくなる

「肌」といった場合、まず思い浮かぶのは、顔の部分ではないでしょうか。

ここでは、顔の肌を健康に保つためのタッチングケアについて紹介していきます。

この場合、**アプローチするのは顔そのものではなく、首や肩の部分**になります。

基本的には肩こりや頭痛のときとタッチングの方法は同じです。肩まわりの筋肉や首筋の胸鎖乳突筋をほぐしていきます。筋肉を緩めることで、顔へと向かう血液とリンパ液の流れをよくしてあげるのです。

さらに、顔の肌のケアの場合は、鎖骨から腋の下にかけてもさすっていきます。これは、リンパ液を鎖骨の下にある静脈に流すためです。

このタッチングにより、くすみが改善され、肌の色が明るくなっていきます。

肌の調子が悪いときに効くタッチング①

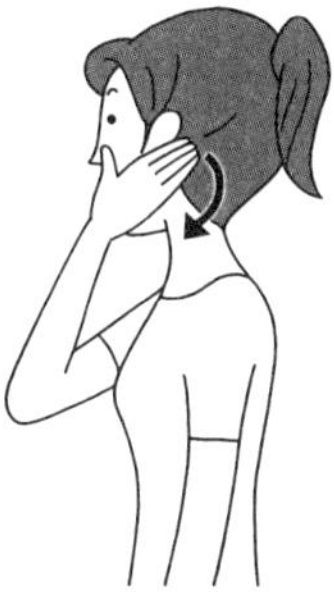

1 ▶ 首を傾け耳の下に手を当てる

2 ▶ 円を描きながら少しずつ下にさする

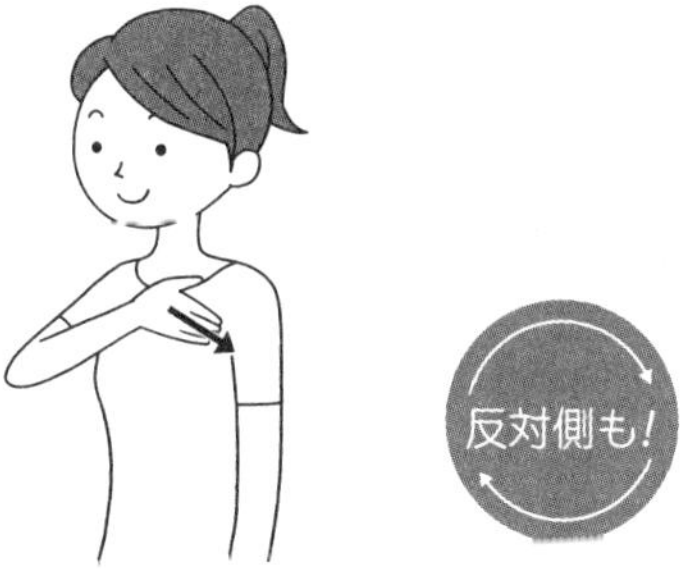

3 ▶ 鎖骨を通って、腋の下までさする

顔に溜まった老廃物を血液とリンパ液で押し流す！

肌の調子が悪い②

◆「新陳代謝」を上げるタッチング

もうひとつ、**顔の肌を整えるのに効果的なのが、顎の下にアプローチするタッチング**です。顎の下にも、肩や首同様、顔につながる血管とリンパ節があるため、この部分をほぐすことで、新鮮な血液やリンパ液がどんどん顔に流れていくようになります。

「なんだか顔がむくんでいる」「肌が荒れてきている」と感じるときは、血液やリンパ液の流れが悪くなり、老廃物などが組織に溜まった状態になってしまっています。酸素を含んだ栄養たっぷりの新鮮な血液が顔に運ばれず、細胞が新しく生まれ変わる新陳代謝が鈍くなっているのです。

肌が疲れているときにこだわらずに、朝夜の洗顔のついでや、化粧のついでなど、ぜひ毎日の習慣の中に組み込んでみてください。

肌の調子が悪いときに効くタッチング②

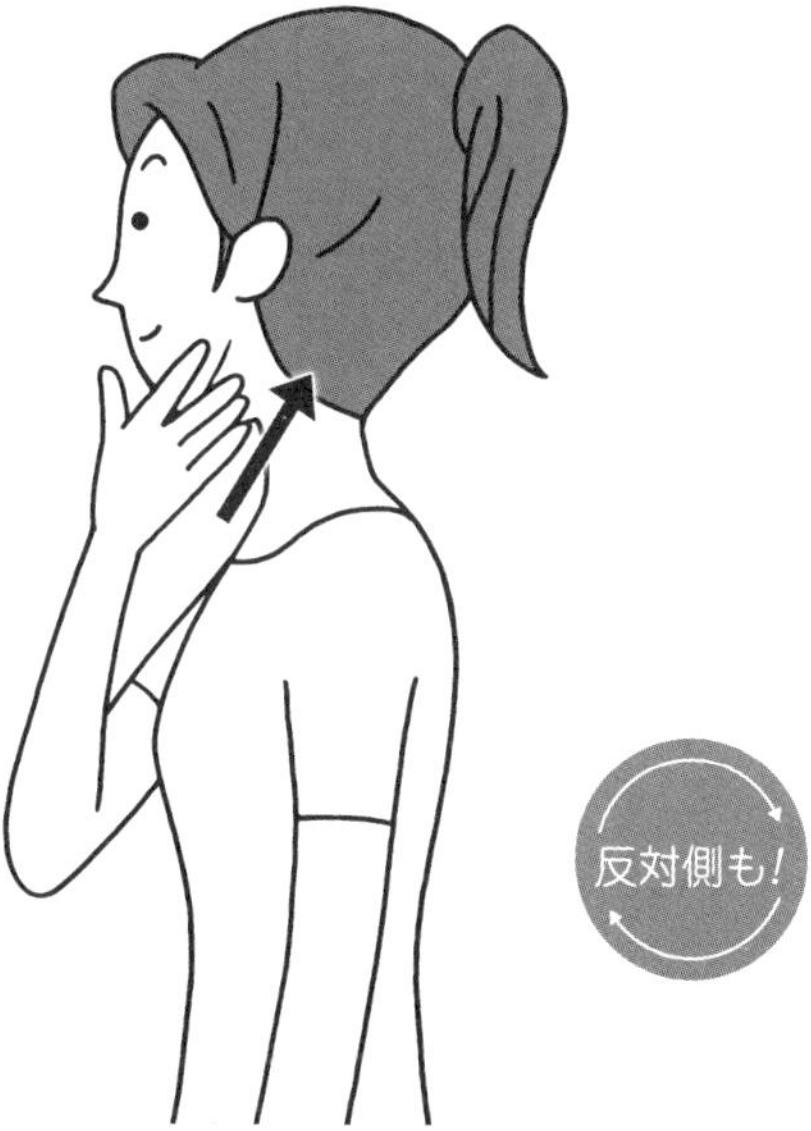

1 ▶ 顎の先を人差し指と中指で挟む

2 ▶ 耳の下までゆっくり動かす

「鏡の前に立ったとき」がタッチングのチャンス！

表情をよくしたい

◆神経をほぐしてやさしい表情に

人間は年齢を経るごとに、目鼻立ちが整っているということが美の基準ではなくなり、それよりも「表情」が重要になっていきます。

顔の筋肉が緊張してカチコチになっていると、表情も硬くなります。また、筋肉が緊張しているということは、当然、血流もリンパ液の流れもよくありません。顔色も悪くなりがちです。

そこで、タッチングケアの出番です。

ただし、顔の筋肉ではなく、顔に走る神経をやさしくタッチングしていきます。

では、どの神経かというと、「三叉《さんさ》神経」と「顔面神経」と呼ばれる2つの神経です。三叉神経は、耳の上側のつけ根の部分から枝分かれした眼神経、上顎《じょうがく》神経、下《か》

「三叉神経」と「顔面神経」

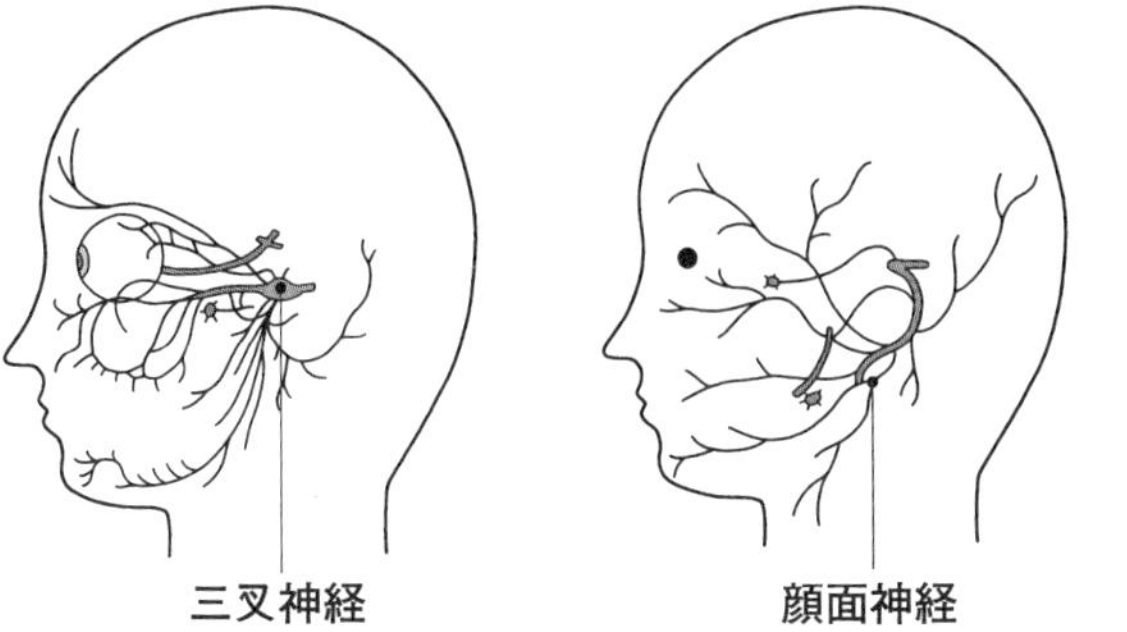

顔の表情を左右する「２つの神経」

顎《がく》神経の3つからなっています。

一方、顔面神経は、耳の下辺りで放射線状に枝分かれし、それぞれ表情筋に分布しています。

これら2つの神経が、ストレスなどの影響で興奮状態になり、顔の筋肉をこわばらせてしまうのです。

そこで、表情をよくするタッチングでは、**三叉神経のスタート地点と出口部分、顔面神経のスタート地点を両手でタッチングしていきます。**そうすることで、それぞれの神経の緊張が緩み、自然と穏やかなやさしい表情になっていきます。

三叉神経へのタッチング

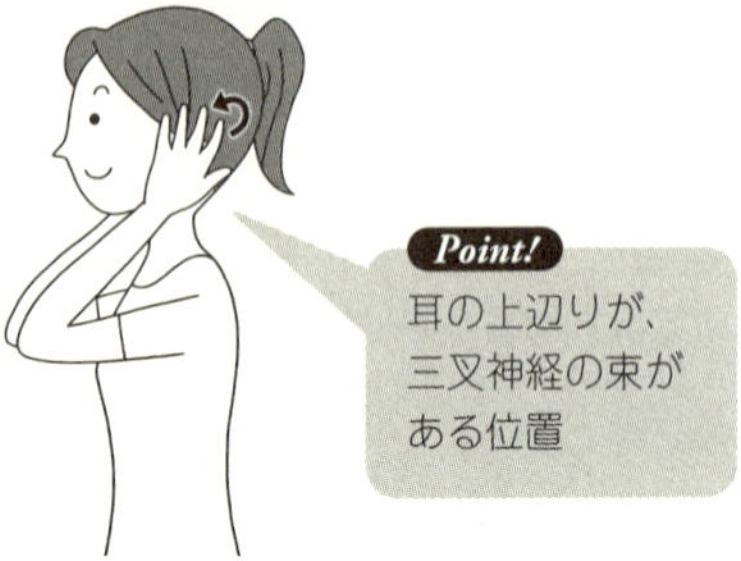
Point!
耳の上辺りが、
三叉神経の束が
ある位置

1▶ 親指以外の４本を三叉神経の束がある位置に置く

2▶ 円を描きながらやさしくさする

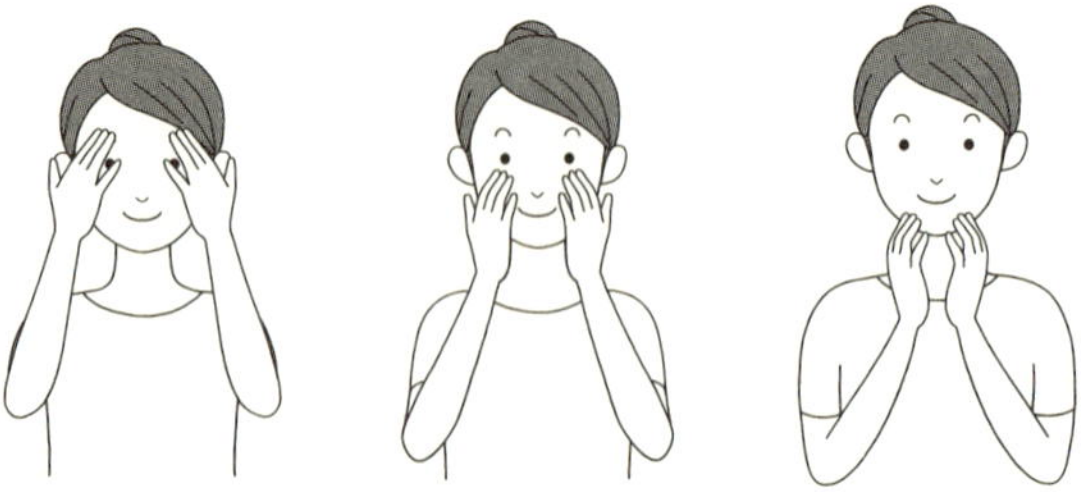

3▶ 三叉神経の出口（まゆ毛・目の下・顎の３点）をそれぞれ軽くタッチングする

「疲れた顔してるね……」といわれる人にはこのタッチング！

顔面神経へのタッチング

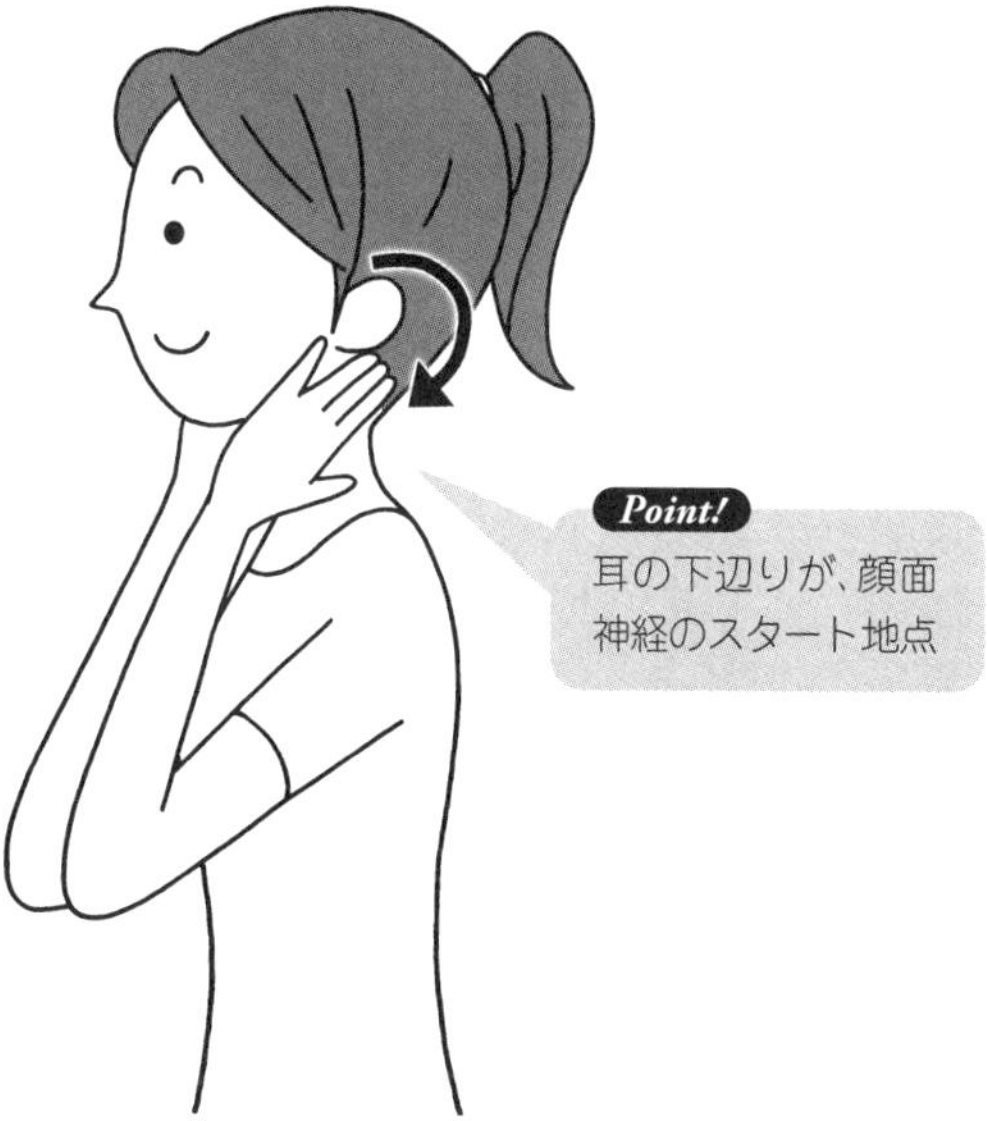
Point!
耳の下辺りが、顔面
神経のスタート地点

1 ▶ 両手をそれぞれ顔面神経のスタート地点に置く

2 ▶ 円を描きながらさする

目や口、肌の潤いアップ効果も！

目の疲れ

◆「顔への血流」を増やす

目の疲れを感じたときには、まず目を閉じ、しばらく休ませてあげることが大切です。それでも疲れが取れないときには、タッチングケアの出番です。

目の疲れを感じるというのは、目のまわりの筋肉がこわばり、血液が十分に行き渡らなくなっている状態です。なので、その部分の筋肉をほぐしていくことが大切なのですが、目のまわりを直接タッチングするのは避けてください。なぜなら、そこにはたくさんの毛細血管が走っているので、ゴシゴシと押してしまうと、それらを壊してしまう可能性があるからです。

それよりも、**首のつけ根をタッチングして、顔や頭部への血流を増やしていきます。**そうすることで、目の周辺の血流を改善させ、筋肉をほぐしていくのです。

目の疲れに効くタッチング

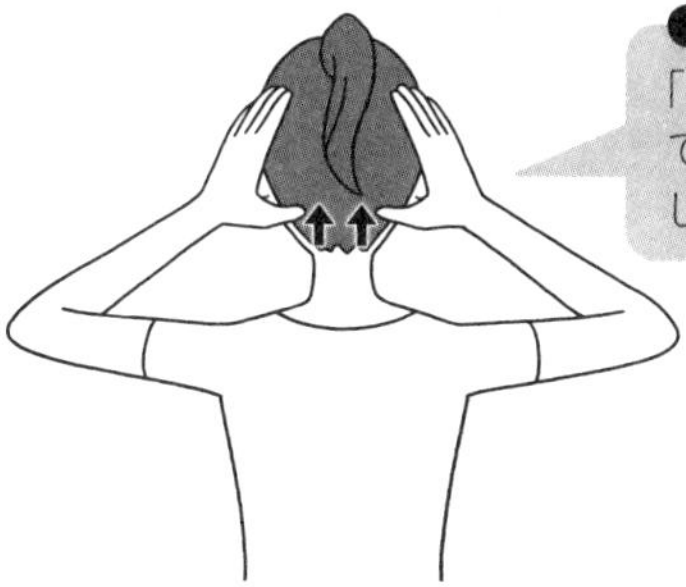

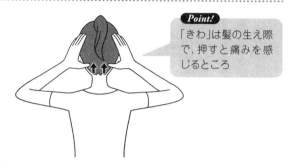

Point!

「きわ」は髪の生え際で、押すと痛みを感じるところ

1 ▶ 両手で後頭部をつかむ

2 ▶ 頭蓋骨のきわを親指の腹でゆっくり押す

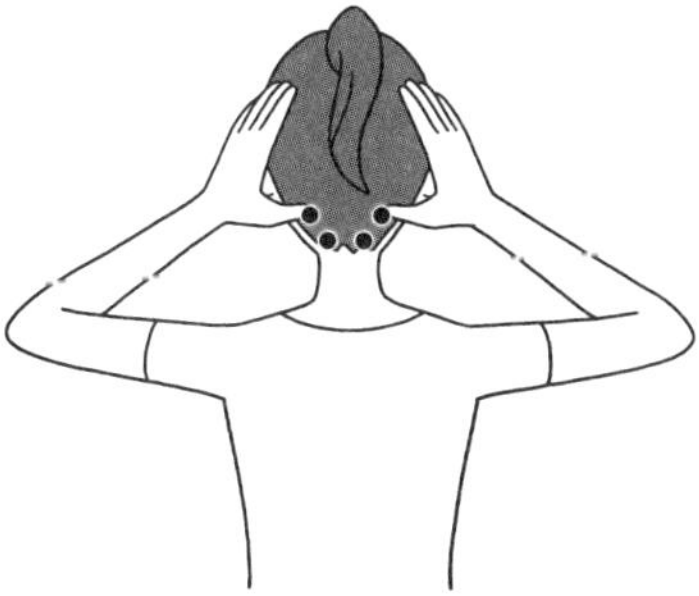

3 ▶ きわに沿って少しずつ位置をずらしながら押す

「目が大きくなる」そんなうれしい効果も！

不眠

◆タッチングで「体内時計」を調整

夜なかなか寝つけない、あるいは、夜中に何度も起きてしまう。そんな「不眠」の状態に悩む人は少なくありません。

不眠の症状に対して、タッチングケアができることは、乱れてしまっている体内時計を取り戻してあげることです。

日中と夜でタイプの違うタッチングを行ないます。

日中に行なうのは、体を覚醒させるタッチングです。

片方の手のひらを広げて、その中心にもう片方の親指を乗せ、そこから、人差し指、中指、薬指、小指、親指という順番で放射線状になでさすっていきます。手のひら全体にエネルギーを広げていくようなイメージです。

体を覚醒させるためのタッチング（日中）

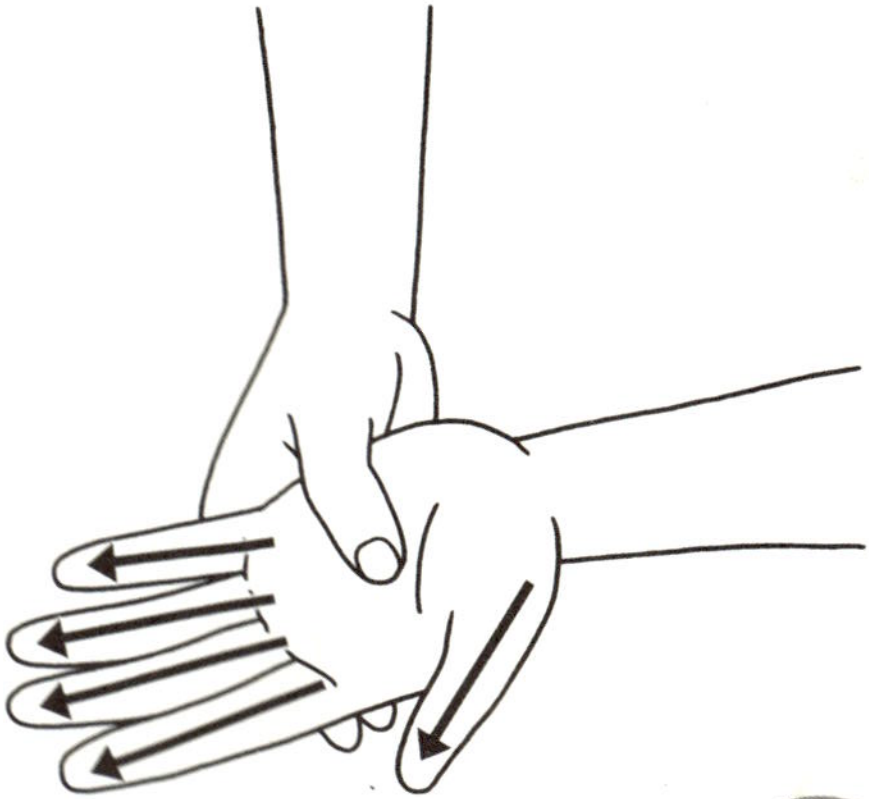

反対側も!

1▶ 手のひらを広げて、その中心にもう片方の手の親指を乗せる

2▶ 人差し指、中指、薬指、小指、親指という順番で放射線状にさする

昼はシャキッと

これを何周かくり返していくと、だんだん手のひらが温かくなっていき、体もシャキッとしてきます。

一方、**夜に行なうのは、心と体をリラックスさせるタッチング**です。

手の甲からひじに向かって円を描きながら、一定のリズムでゆっくりさすっていきます。このやさしいタッチングをくり返すと、だんだんと気持ちが落ち着いていき、眠る態勢が整っていきます。

なお、このタッチングは、体内リズムを取り戻すことのほかに、気持ちを静めたり、痛みを緩和させたりといった効果ももたらします。

たとえば、病気にともなう不快な症状で眠れない場合、タッチングケアでその病気を治すことはできませんが、寝る前にこのやさしいタッチングを行なうことで、その症状を緩和させることはできます。

また、気持ちが昂《たかぶ》って眠れないときなどにも有効です。ぜひ夜の習慣にしてみてください。

体を覚醒させるためのタッチング(日中)

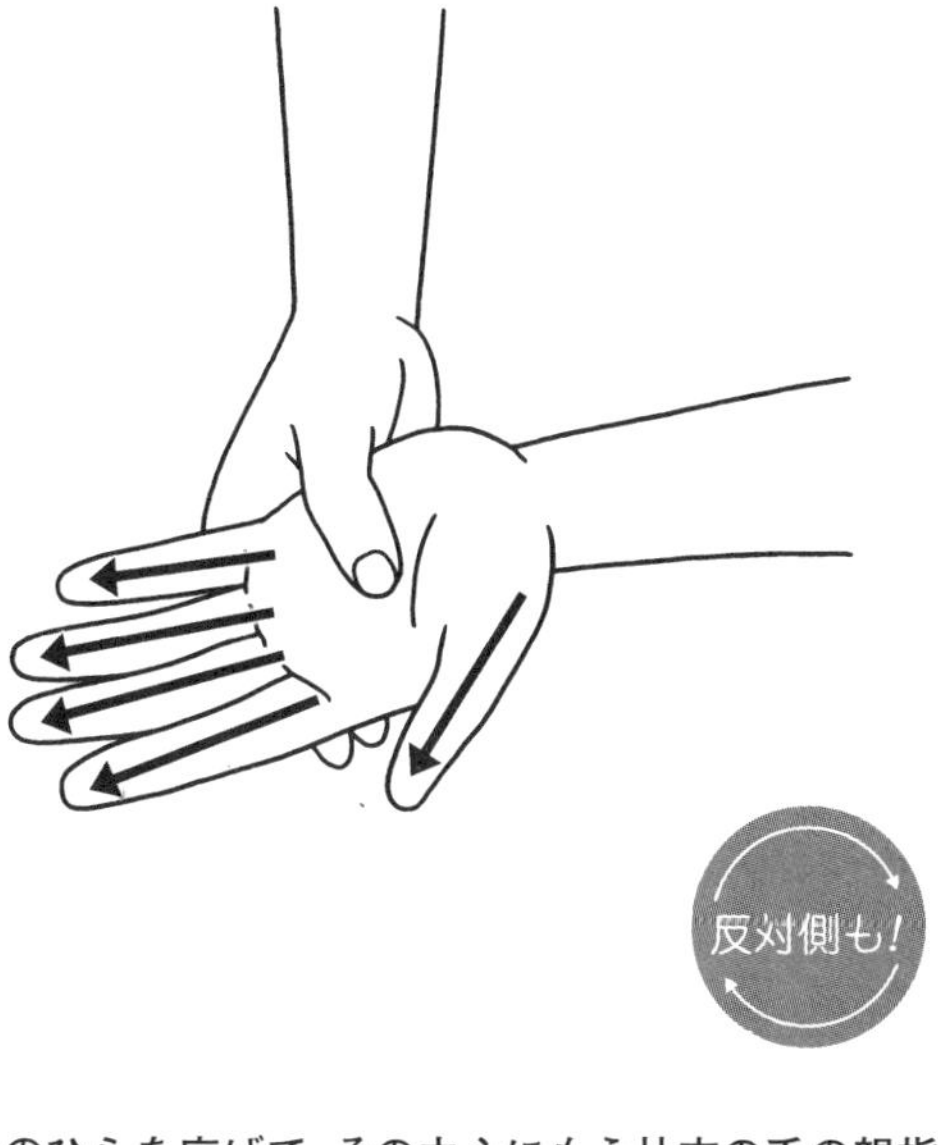

1▶ 手のひらを広げて、その中心にもう片方の手の親指を乗せる

2▶ 人差し指、中指、薬指、小指、親指という順番で放射線状にさする

昼はシャキッと

これを何周かくり返していくと、だんだん手のひらが温かくなっていき、体もシャキッとしてきます。

一方、**夜に行なうのは、心と体をリラックスさせるタッチング**です。

手の甲からひじに向かって円を描きながら、一定のリズムでゆっくりさすっていきます。このやさしいタッチングをくり返すと、だんだんと気持ちが落ち着いていき、眠る態勢が整っていきます。

なお、このタッチングは、体内リズムを取り戻すことのほかに、気持ちを静めたり、痛みを緩和させたりといった効果ももたらします。

たとえば、病気にともなう不快な症状で眠れない場合、タッチングケアでその病気を治すことはできませんが、寝る前にこのやさしいタッチングを行なうことで、その症状を緩和させることはできます。

また、気持ちが昂《たかぶ》って眠れないときなどにも有効です。ぜひ夜の習慣にしてみてください。

心身をリラックスさせるためのタッチング（夜）

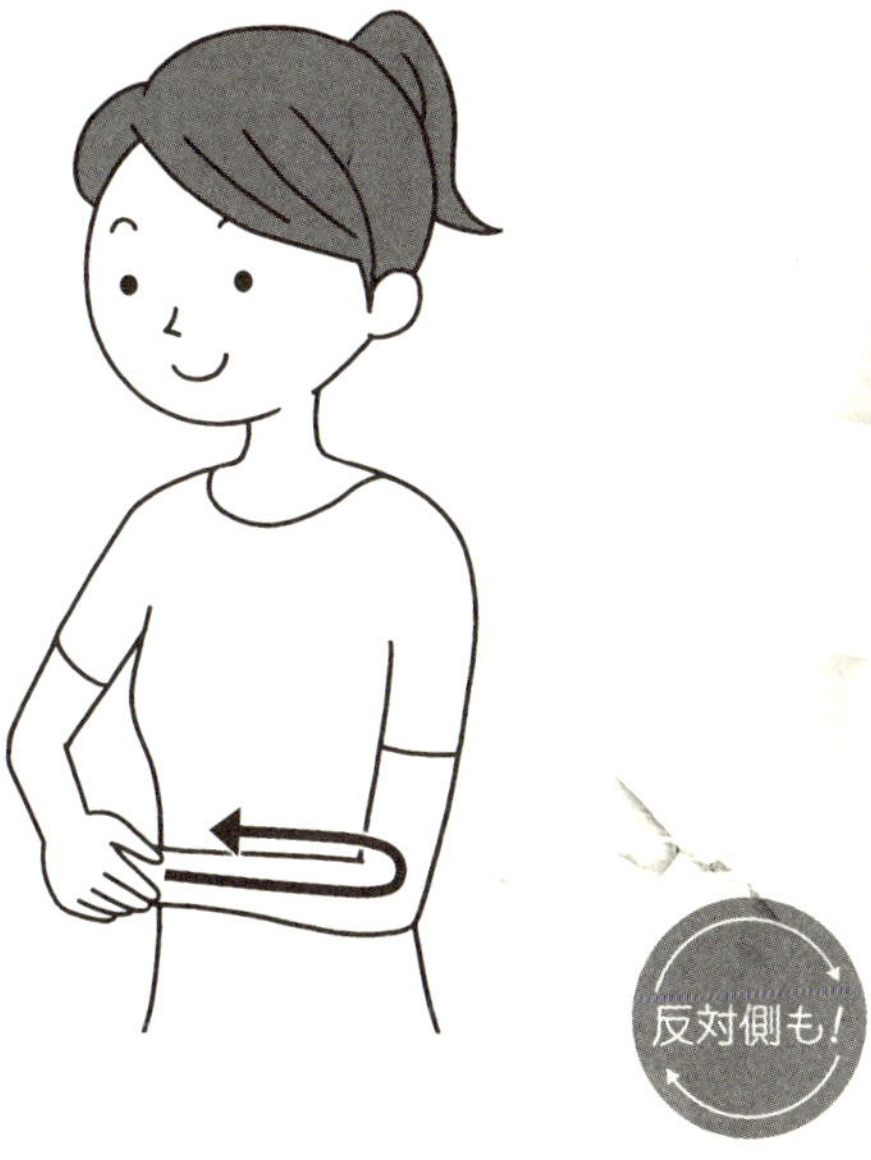

1▶ 手の甲にもう片方の手のひらを乗せる

2▶ ひじに向かって円を描きながら、一定のリズムでゆっくりさする

夜はゆったりと

すっきり起きられない

◆心と体を「活動リズム」にもっていく

朝は1日のスタート！　できればすっきり目覚めて、活力に満ちた状態で布団から起き上がりたいですよね。

朝の目覚めをよくしたいときには、不眠のところで紹介した体を覚醒させるタッチングを行ないましょう。

ただし、まったく同じというわけではありません。**これまで眠っていた体を目覚めさせるために行なうのですから、朝の場合、より強く、より速く行ないます。**

ギュッギュッとリズムを取って強めに押すことで、手のひらの中心にあるエネルギーを全体に広げ、体を活気づけるようなイメージです。

「眠くてやる気が出ない……」というときなどに、ぜひ活用してみてください。

すっきり起きられないときに効くタッチング

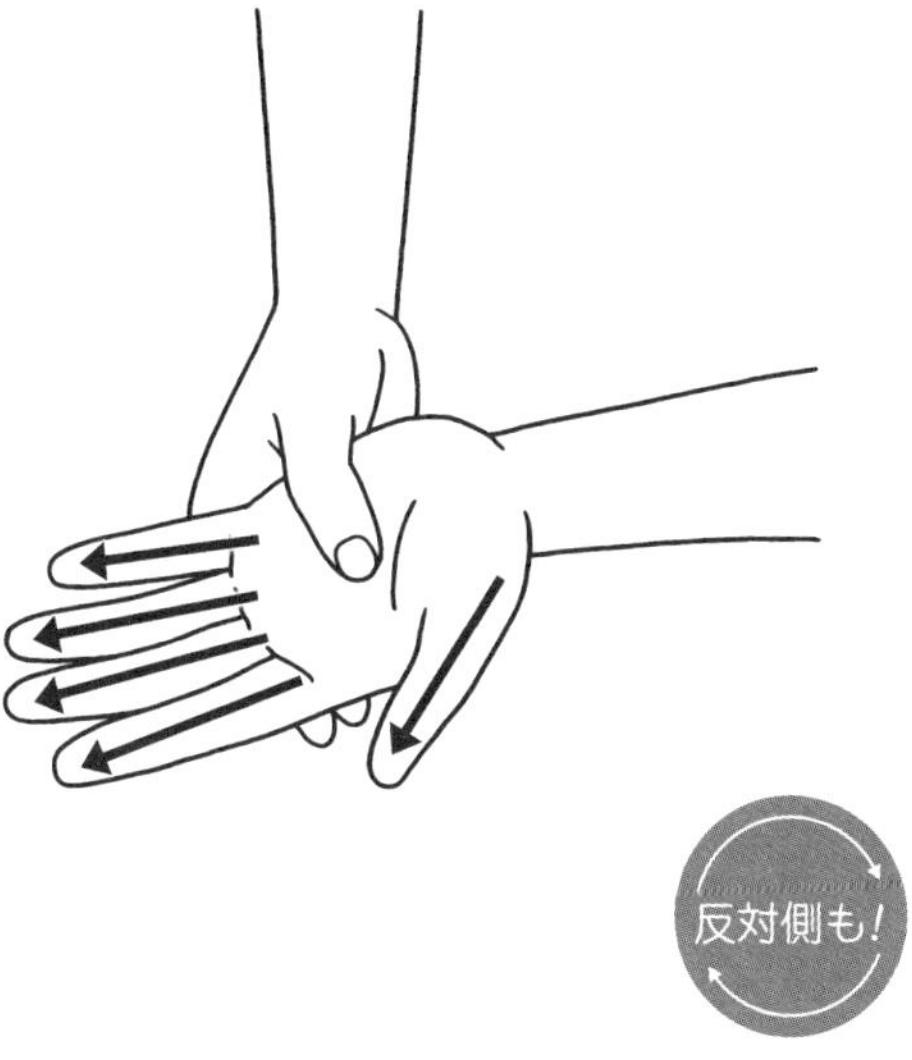

1▶ 手のひらを広げて、その中心にもう片方の手の親指を乗せる

2▶ 人差し指、中指、薬指、小指、親指という順番で放射線状にさする

強く！速く！ 体を活気づけるイメージで！

食欲不振①

◆「胃」をやさしく押さえて温める

食欲がわかないのは、多くの場合、胃腸の機能の低下が原因です。たとえば、交感神経が優位になっていると、胃腸の活動が鈍くなります。

なので、胃腸の緊張を緩め、リラックスさせることが大切です。それには、胃や腸を温めてあげるのが効果的です。

まず胃です。両手を重ねて胃の辺りに置き、じわーっと温めてあげます。胃の場所はどこかというと、みぞおちの下辺りからおへその上辺りにあります。

胃のタッチングでは、ただ手でやさしく押さえるだけでＯＫです。手を当てた部分が温かくなっていくのをじんわりと感じてください。だんだん気持ちも落ち着き、食欲が回復してくるでしょう。

食欲不振に効くタッチング①

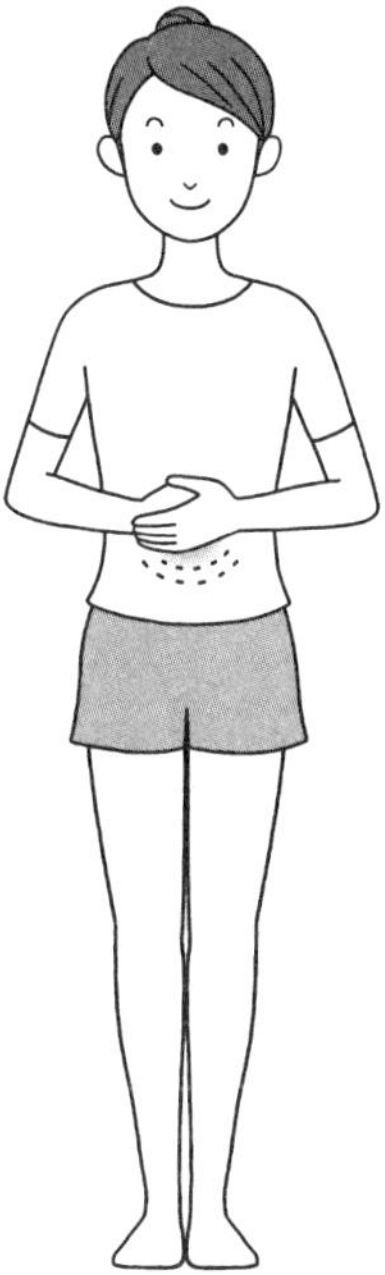

1▶ 両手を重ねて胃の辺りに置く

2▶ 手を当てた部分が温かくなるまでやさしく押さえる

胃がじんわり温かくなっていくのを感じながら！

食欲不振②

◆夏バテ対策に効果的

食欲がないときは、腸を温めることも大切です。

両手をおへその辺りに置いて、円を描くようにさすり、腸を温めていきます。何周かくり返すうちに、だんだんお腹全体がじんわりと温かくなっていくのを感じると思います。

こうすることで腸の活動が活発になり、食欲がわいてくるようになります。

胃と腸を温めるタッチングは、夏バテで食欲不振になっているときにはとくにおすすめです。夏は暑さをしのぐためについ冷たいものばかりをとりがちです。その結果、胃や腸が冷えて活動が鈍り、食欲不振につながってしまいます。

そこで、タッチングで胃と腸を温め、食欲を回復してあげる、というわけです。

食欲不振に効くタッチング②

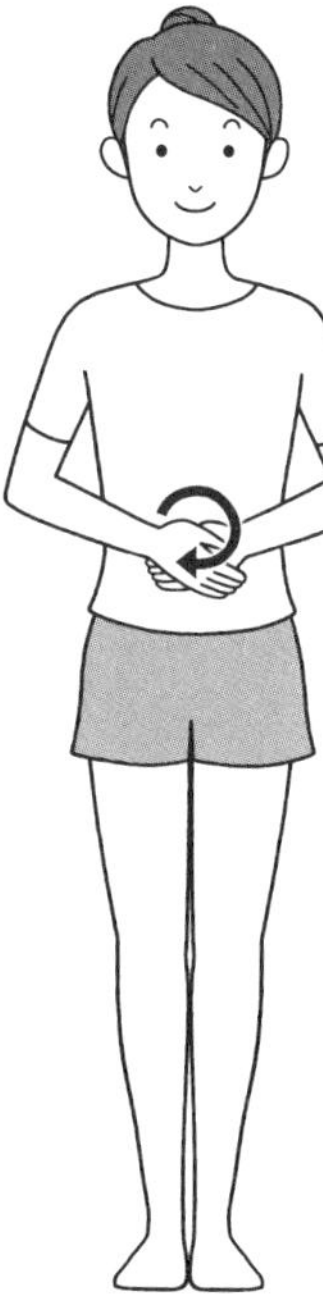

1▶ おへその辺りに両手を当てる

2▶ 円を描きながらさする

食事の前に行なえば、消化・吸収が効率的に！

疲れが溜まっている

◆自律神経を調整して「休息モード」に

「疲労大国・日本」なんて言葉をよく聞くようになりました。みなさんの中にも、日頃から疲れを感じている人は少なくないのではないでしょうか。

そこでタッチングケアの出番です。

「がんばらなければ！」と戦闘モードになっている脳をリラックスさせるためのタッチングを行なっていきます。

疲れているとき、頭皮はたいてい緊張でガチガチに固くなっているもの。そこで、**頭皮を指先で動かし、その緊張をほぐしていきます。**緊張がほぐれてきたら、自律神経を調整する効果がある「百会《ひゃくえ》」のツボを、少し力を入れて押します。このタッチングで、心と体が休息モードに切り替わります。

疲れが溜まっているときに効くタッチング

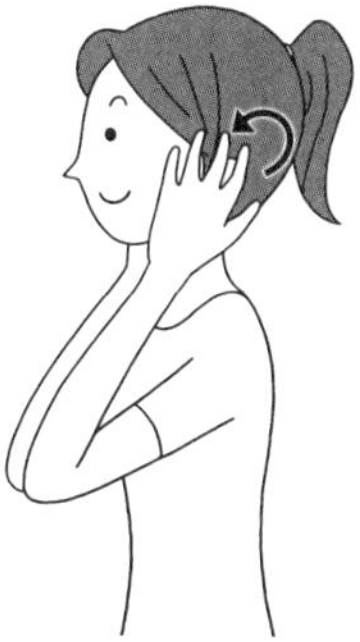

1▶ 両耳を囲むように手を当てる

2▶ 円を描きながら頭頂部までさする

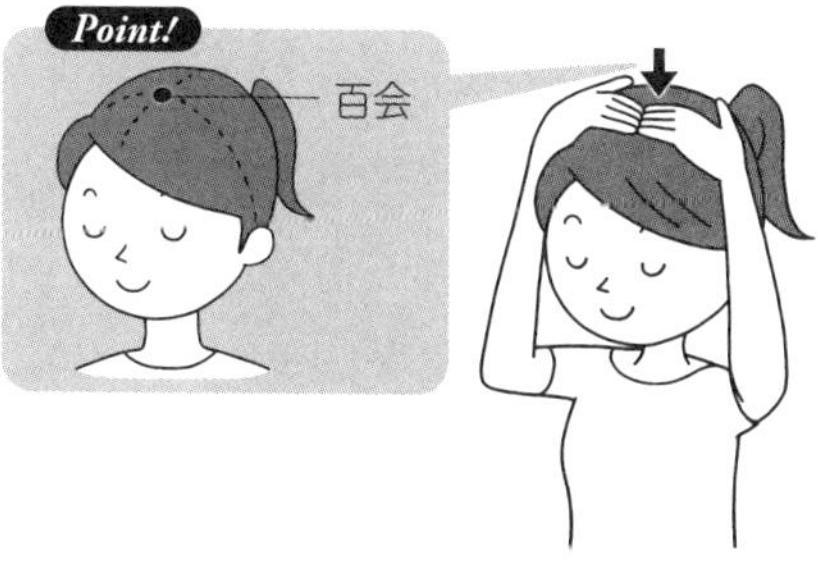

3▶ 頭頂部にある「百会」のツボを３秒かけてじわーっと押す

タッチングが終わったら、ほっと一息つく時間を！

生理前の不調

◆「手の力」で心も体もリラックス

生理の始まる1週間くらい前から、不調を感じるケースがあります。「月経前症候群（PMS）」と呼ばれる症状です。頭痛や腹痛、腰痛、便秘など、人によってさまざまな不調が現れます。

月経前症候群の原因は、いまのところ解明されていません。直接の原因ははっきりしませんが、やはり心身が緊張状態にあることが大きいといわれています。そのため、月経前症候群を解消していくには、常日頃から心身のリラックスを心がけることが大切です。そこで、**タッチングケアで心と体を緩めてあげましょう。**効果的なのは、下腹部や仙骨へのタッチングです。骨盤周辺や、その奥にある子宮を、手の力でじわーっと温め、心も体もリラックスさせてあげるのです。

生理前の不調に効くタッチング

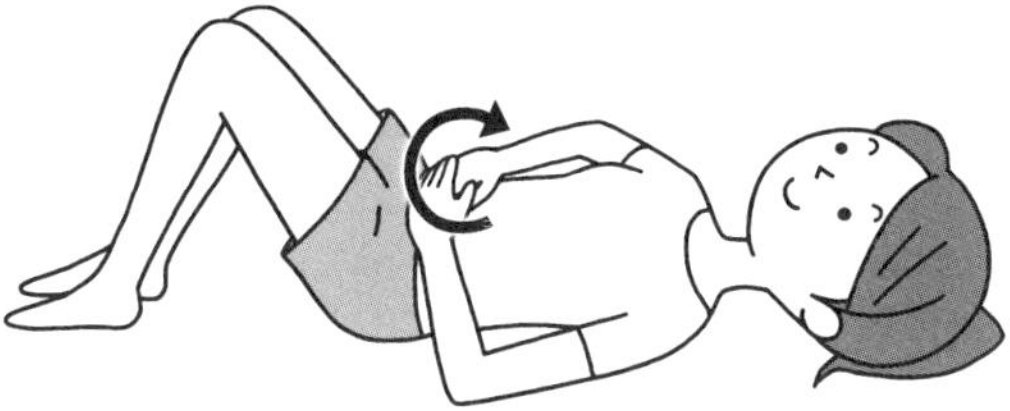

1▶ 仰向けになった状態で膝を立て、
両手をおへその下辺りで重ねる

2▶ 円を描きながらさする

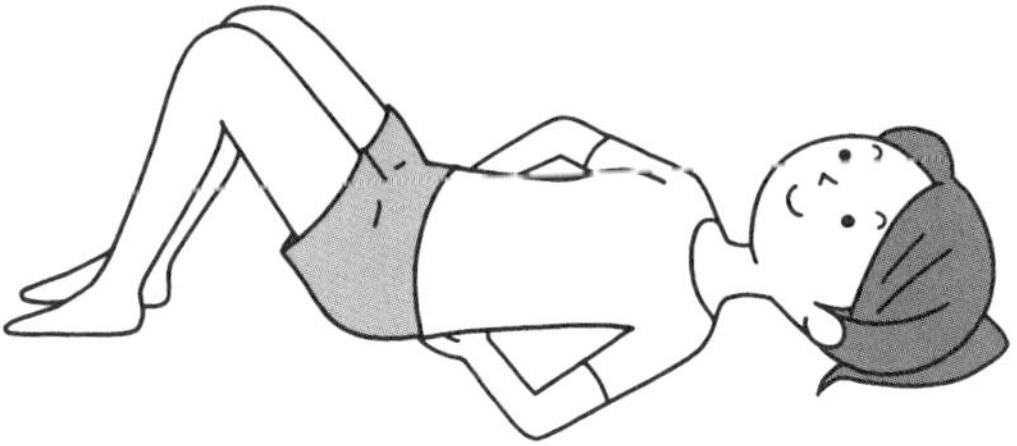

3▶ 両手を背中側に回して仙骨に当て、
じわーっと温める

立った状態で行なってもＯＫ！

生理中の不調

◆「副交感神経」を優位にさせる

生理中、心や体にさまざまな不調を感じるという女性は少なくありません。こうした不調は、生理の直前、あるいはその開始とともに現れ、生理が終わる前、あるいは終わりとともに消えるのが一般的です。

主な症状としては、下腹部痛、腰痛、吐き気、下痢、頭痛などがあります。イライラや気分の落ち込みなど心の不調をともなうこともあります。これらの不調が日常生活に支障をきたすほどの場合、「月経困難症」と呼ばれます。

月経困難症は、子宮内膜症や子宮筋腫など、子宮に異常があることで起こる場合と、そうした異常がなく起こる場合があります。

子宮に異常がない場合の月経困難症は、やはり**ストレスが大きな要因**です。

生理の際、子宮ではその収縮によって不要となった子宮内膜（妊娠したとき、受精卵のゆりかごとなるもの）がはがれ落ちます。そのはがれ落ちたものが月経血です。

体がリラックスしている状態であれば、子宮を一生懸命収縮させなくても、スムーズに子宮内膜をはがすことができます。一方、ストレス過多だと、交感神経が優位になり、血管も筋肉も収縮しがちです。子宮もより強く収縮しないと子宮内膜をはがすことができません。

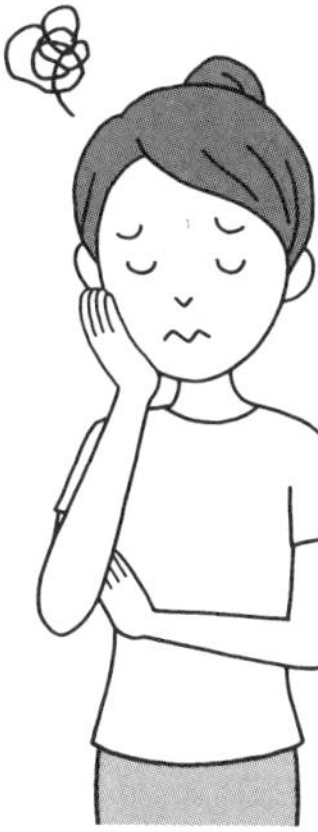

こうした必要以上の子宮の収縮が、下腹部痛、腰痛などのさまざまな不調の要因となっているのです。

ということは、**月経困難症を解消するには、体をリラックスさせ、副交感神経を優位にさせる必要があります。**

そこでアプローチするのは、腰痛を改善するタッチング（98ページ）でも登場した「仙骨」です。

仙骨には左右に4つずつ穴があり、そこに神経や血管が通っていることは先述しました。子宮や卵巣は仙骨の前面に位置していますから、当然それらの影響を大きく受けます。

そこで、**仙骨を手の甲で上下・左右にゴシゴシとゆっくりさすってその部分を温め、血行をよくしてあげます。**

そうすると体がリラックスしていきますから、子宮の緊張を緩めてあげることができるのです。

緊張しているとき、仙骨辺りの筋肉はキュッと盛り上がっていたりします。

生理直前などはとくにそうなりがちです（うつぶせになって触ってみるとよくわかります）。

それが、仙骨をゴシゴシさすっていくにしたがい、だんだんとなだらかになっていきます。緊張が取れていっている証拠です。

生理中の不調に効くタッチング

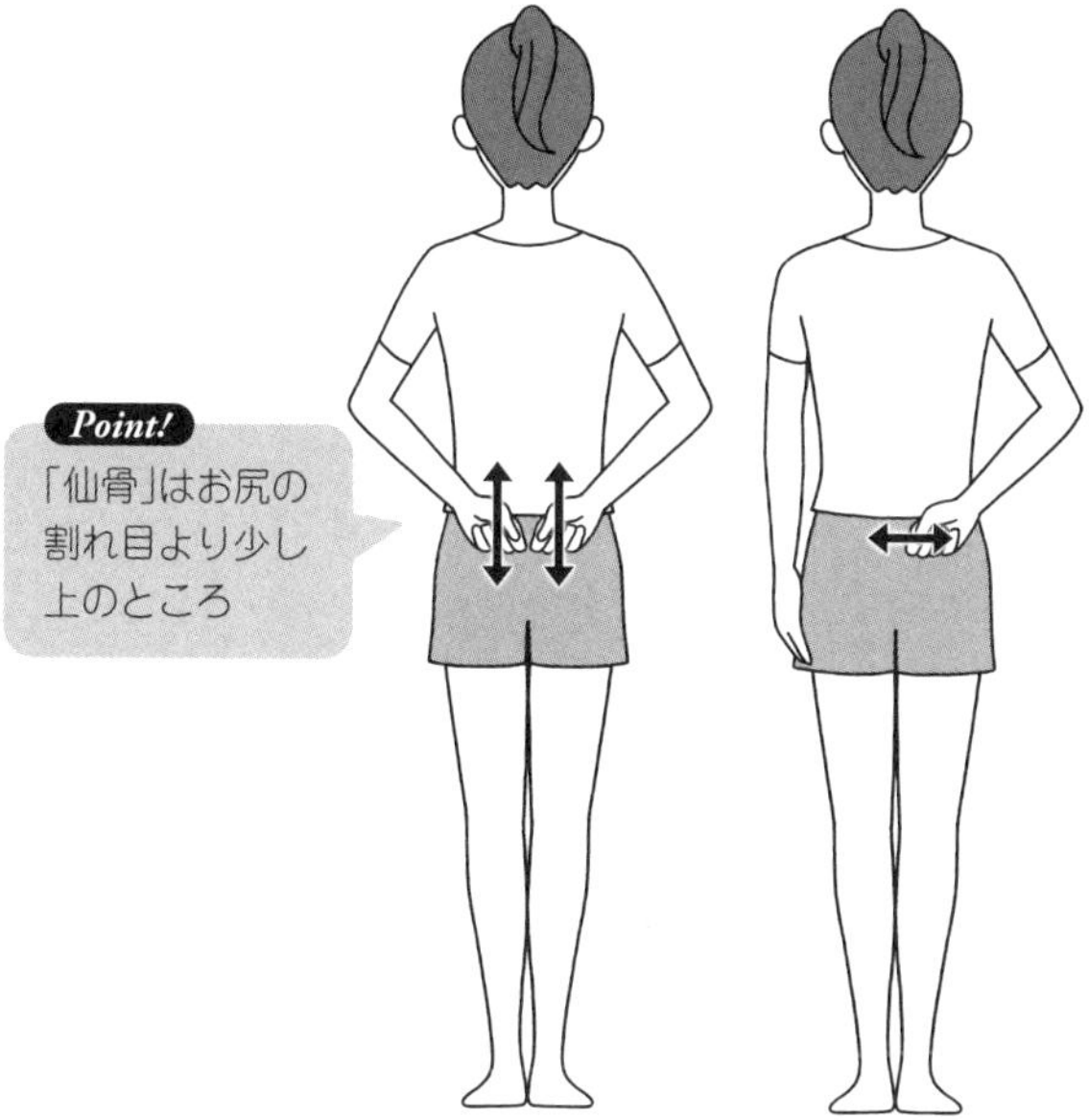
Point!
「仙骨」はお尻の割れ目より少し上のところ

1▶ 両手を握って手の甲を仙骨に当てる

2▶ 上下にさする

3▶ 片方の手だけを残し、左右にさする

「毎日やる」と、毎月の生理が楽になる！

更年期障害

◆「体の急激な変化」を落ち着かせるために

女性の場合、40代半ばを過ぎた辺りから更年期に入っていきます。この時期、生理がなくなる「閉経」に向かって女性ホルモンの分泌量が急激に減少します。

それにともなって現れるのが、いわゆる更年期障害といわれるものです。具体的には、ほてりやのぼせ、肩こり、腰痛、めまい、頭痛、イライラ、不安感など、心や体に起こるさまざまな不快症状です。**更年期障害の症状を緩和するには、急激な変化に混乱している体を落ち着かせてあげることが大切**だといえます。

ではどうするかというと、タッチングによって、閉経に向かってしだいになくなっていく「月のリズム」を維持、あるいは取り戻していくのです。

女性の体は、排卵から生理直前にかけて緩みます。そして生理が終わると、体は

「緩み時期」をつくる

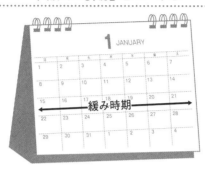

「月のリズム」を大切に

キュッと締まっていきます。

　このように、生理があるうちは、女性の体は「緩んでいる時期」と「締まっている時期」を毎月くり返しているわけです。

　閉経を迎えると、このリズムがなくなり、体は常に締まった状態になります。

　そこで、更年期障害のケアとしては、月ごとに1週間程度、**タッチングで体を緩める期間をつくり、これまでの「月のリズム」を維持していきます。**

　緩めるためのタッチングでは、骨盤周辺をさすって、子宮や卵巣など生殖に関わる臓器を温めていきます。これはいってみれば、体を女性ホルモンが分泌されたのと似た状態にしていくということです。

それを脳の視床下部は敏感に察知し、女性ホルモンの分泌は実際にはないものの、落ち着いた状態をある程度維持できるわけです。この状態をつくっていければ、閉経による自律神経の乱れも軽減され、さまざまな不調も起こりにくくなります。

私のまわりでも、このタッチングを実践している女性はたくさんいるのですが、その人たちからは「更年期がこんなに楽だと思わなかった」「明るい更年期になった」といった感想をよくいただきます。

また、こうしたタッチングケアのほか、**月に一度、意識して体を緩める時期をつくってあげることも大切**です。

たとえば、温泉に行って体を休めたり、極力、仕事を多く入れないようにしたり。そんな具合に、自分で意識的にリズムを整えていきましょう。

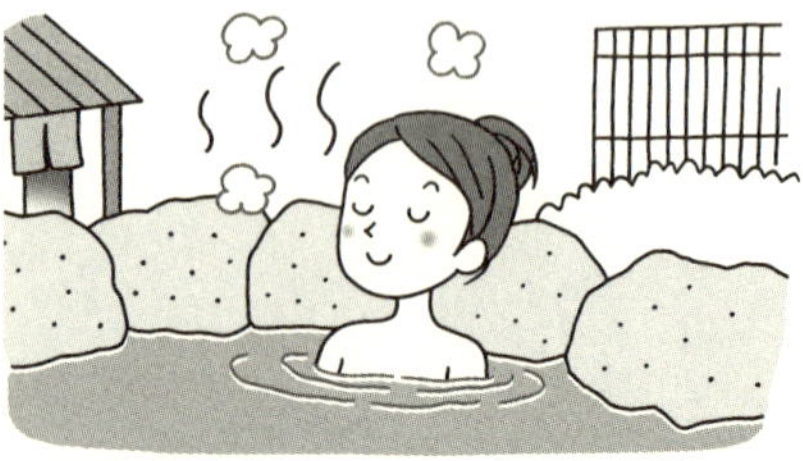

更年期障害に効くタッチング

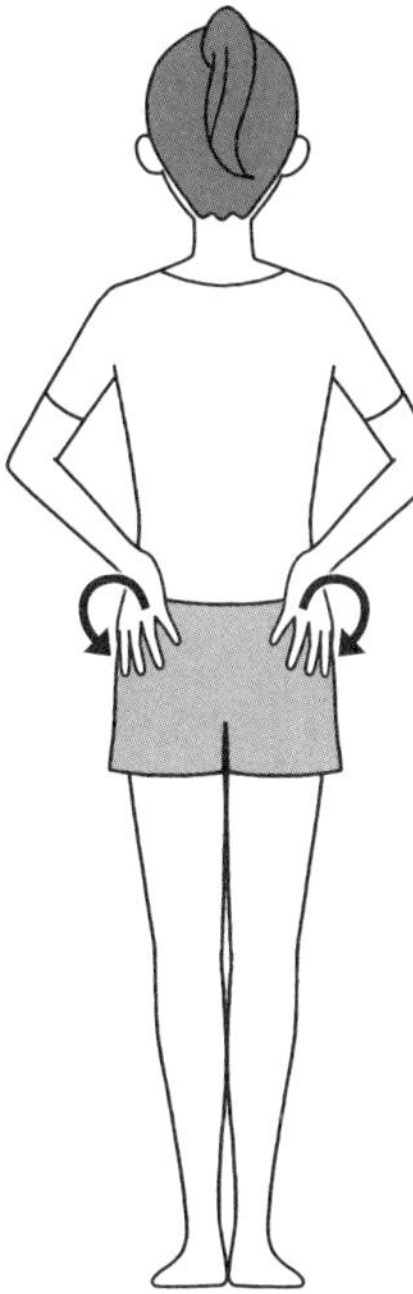

1 ▶ 手を開いて、腰の両脇に当てる

2 ▶ 腰まわりを、円を描くようにしてさする

タッチングケア以外でも、月に一度緩める時期を！

耳鳴り

◆「未病」のうちに治してしまう

耳の中で「キーン」や「ジーッ」などの音が聞こえる耳鳴り。33ページでご紹介したSさんのように、加齢やストレスによって症状が現れる人が多いようです。

重度の耳鳴りが続くと、精神状態が悪化し、不眠症やうつ病になってしまうこともあります。ですから、耳鳴りがひどくなる前の「未病」のうちに、タッチングケアで治してしまいましょう。

この場合、**直接耳にアプローチせず、耳の下辺りをタッチングしていきます。**

耳内には大きな筋肉がなく、リンパ液や体液が滞りやすくなっています。それが耳鳴りの原因のひとつだとされています。そこで耳周囲を、痛みを感じない程度にタッチングすることで、耳内のリンパ液や体液の流れを促してあげるのです。

耳鳴りに効くタッチング

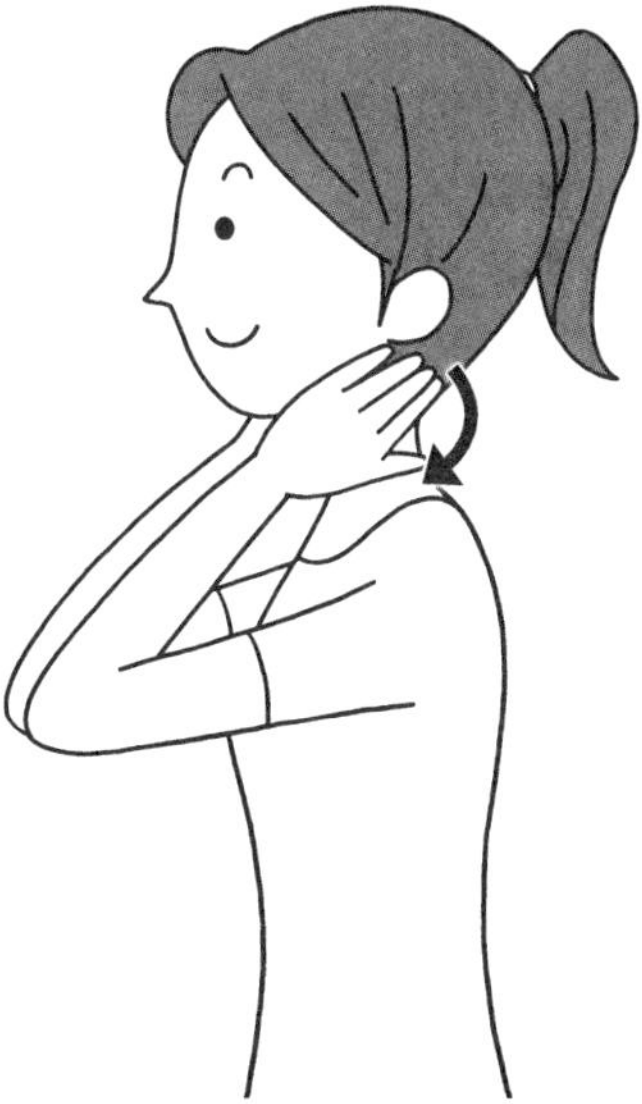

1▶ 両耳の下に手を当てる

2▶ 円を描きながら鎖骨までさする

ひどくなる前に「タッチングケア」で解消を！

風邪①

◆「太い血管」を温めて免疫力を高める

風邪の引き始めに寒気を感じる人は多いと思います。実際、体の中も冷えています。手先が冷たかったり、おへその下辺りが冷えていたり。

体が冷えていると、血管が収縮するため血流が悪くなります。免疫力に関わる白血球が全身に行き渡りにくくなり、免疫機能も低下します。それゆえ、風邪の菌が入り込みやすくなってしまうのです。この状態を改善するには、お腹をタッチングして、体を温めること。**お腹には太い血管が走っていて、血液が多く集まっているので、効率よく体を温められます。**

また、体がほどよく温まっていると睡眠の質もよくなります。睡眠でしっかり体を休ませることは自然治癒力を高めますから、風邪を悪化させないためにも重要です。

風邪に効くタッチング①

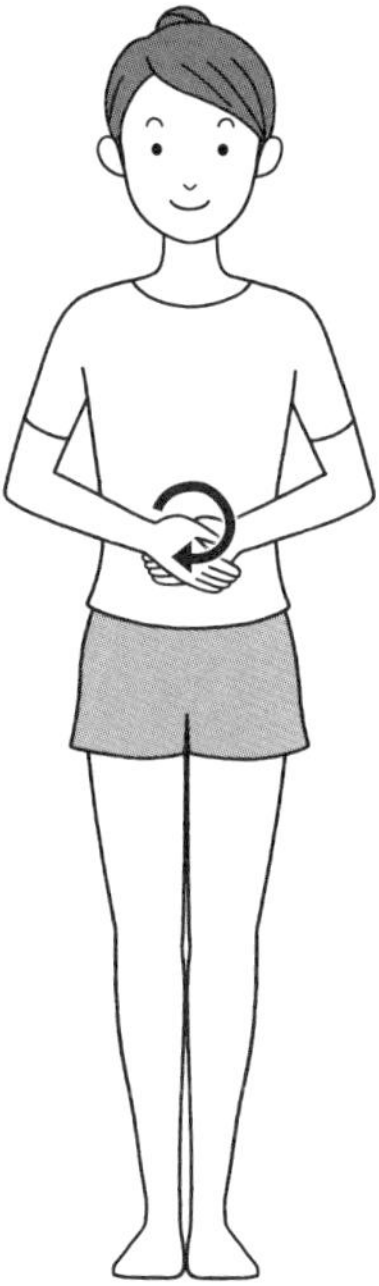

1 ▶ おへその上辺りに両手を当てる

2 ▶ 円を描きながらさする

タッチングケアができない睡眠中は、「腹巻」で温める！

風邪②

◆潤いアップで菌を撃退！

風邪には、菌を体外に追い出すタッチングも効果があります。

この場合、手で触れるのは、耳の下から鎖骨のラインにかけてです。

ここには、耳の下にある「耳下腺《じかせん》」と顎下にある「顎下腺《がっかせん》」があります。ともに唾液を出すところで、ここをタッチングすることで、唾液の分泌を促すのです。風邪の菌というのは、基本的に鼻、口などの「粘膜」から入ってきます。風邪を引きやすい状態のときは、鼻や口の粘膜が乾燥し、菌が入りこみやすくなっているのです。


そこで、**耳の下から鎖骨にかけてのタッチングで、鼻や口の辺りを温め、かつ唾液の分泌を促して潤いを与えます。**そうすることで、体の中に侵入してきた風邪の菌を追い出すことができます。

風邪に効くタッチング②

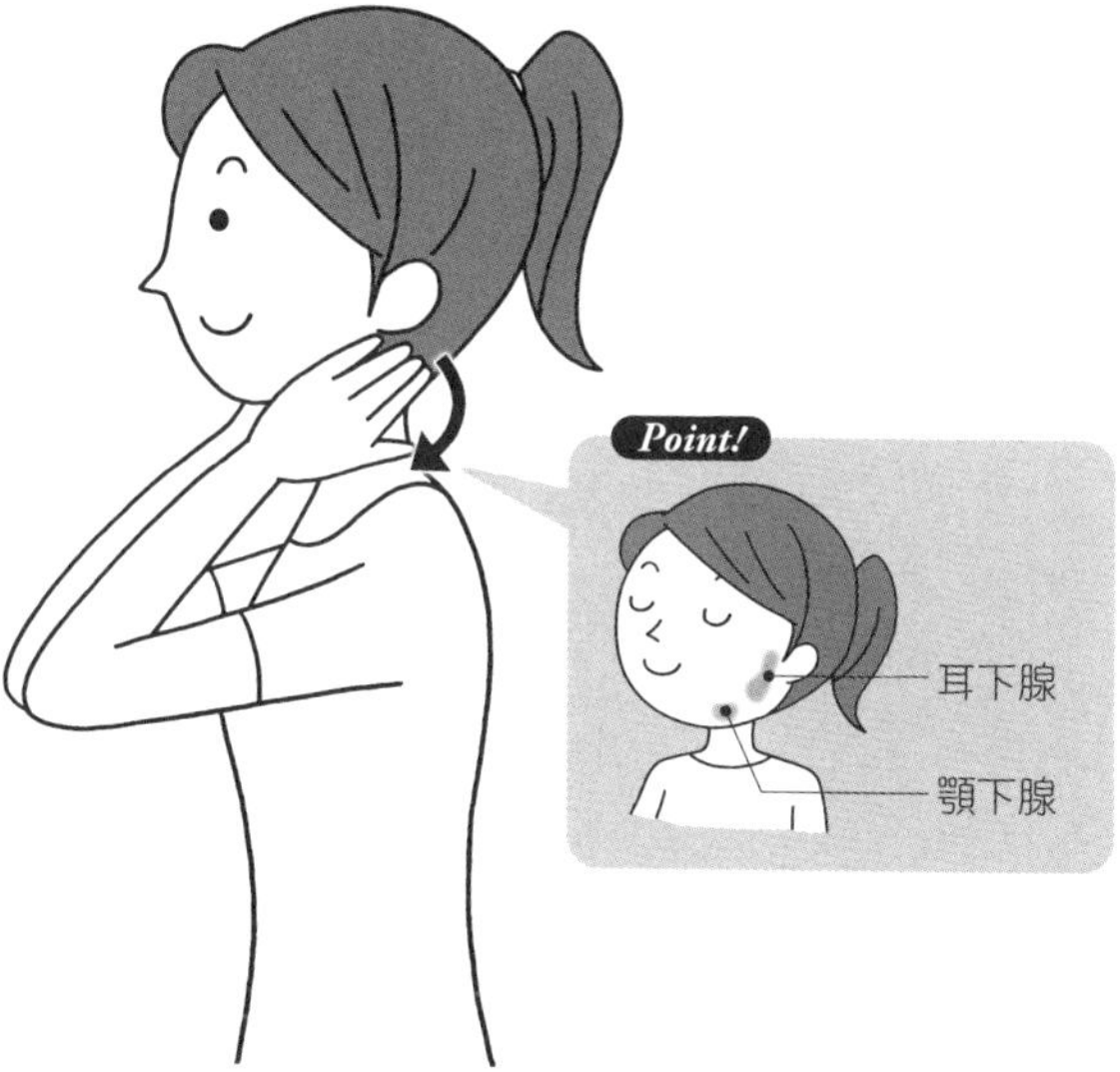

1 ▶ 両耳の下に手を当てる

2 ▶ 円を描きながら鎖骨までさする

寝込むほどつらいときは、誰かに「タッチングしてもらう」!

二日酔い

◆有害物質を体外に排出

頭痛や吐き気、胃もたれなど、お酒を飲みすぎたあとのさまざまな不快症状。お酒好きの人なら、この「二日酔い」と呼ばれる症状に苦しめられた経験があるのではないでしょうか。二日酔いの不快症状を緩和するためには、飲酒後に「水分」をとるようにしてください。そうすることで、アルコールを肝臓で分解するときに発生する有害物質アセトアルデヒドを早く体外に排出できるようになります。

しかし、しっかり水を飲んだのに、翌朝二日酔いになってしまうこともあります。そんなときは、タッチングケアの出番。この場合、アプローチするのは「肝臓」です。**タッチングで肝臓を温め、その部分の血流をよくしていきます。**血流がよくなれば、アセトアルデヒドのより早い排出を促すことができ、二日酔いの解消につながります。

二日酔いに効くタッチング

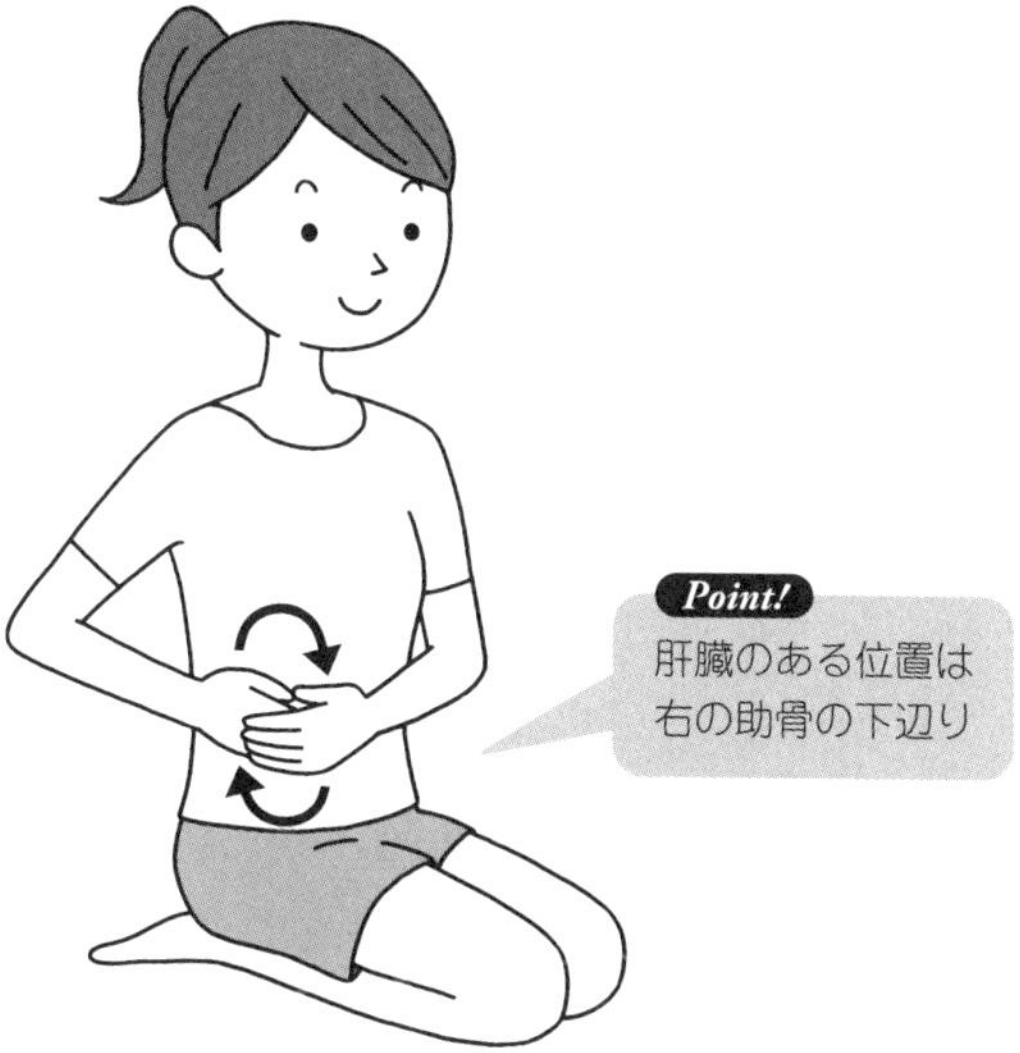
Point!
肝臓のある位置は
右の助骨の下辺り

1 ▶ 肝臓のある位置に両手を置く

2 ▶ 皮膚が１センチ沈むくらいの圧をかけつつ、
小さな円を描くようにさする

押したときに痛みを感じる人は「肝臓の不調」のサイン

Column 3

「子育て」にはタッチングケアが必要

タッチングケアは、子育て中のお母さんの心を軽くして体の調子を整えます。

それは、やさしいリズムのタッチングが、幸せホルモン「セロトニン」と癒しホルモン「オキシトシン」の分泌を促し、自律神経が整ったり、免疫力が高まったりするからです。

お母さんの多くは、ささいなことでイラッとして、子どもにガミガミいってしまう、ちょっとしたことで落ち込み、何も手につかなくなってしまう、などといった悩みを抱えています。こうした不快な気分は自律神経を乱し、徐々にお母さんの心と体の調子（リズム）を崩していきます。

「調子が悪いな」と感じたらすぐにタッチングで自分のリズムを取り戻す作業を行

なってください。忙しいとついつい自分のことは後回しになってしまいがちですが、場所を選ばず道具も必要ないタッチングケアでしたら、いつでも気軽に行なえますね。

タッチングケアはお母さんだけではなく、子どもにも効果が期待できます。

人は「はじめてのこと」に大きな不安と緊張を感じるものです。

小さな子どもにとってはほとんどの経験が「はじめてのこと」です。そのときに感じた不安や緊張はストレスとなり、調子を崩す原因となることもあります。

たとえば春の進級・進学は、子どもにとって楽しみな反面、不安もあります。なかには「怖いから一緒についてきて」という子もいますね。

そのようなときはお母さんの手でやさしくタッチングケアを行なってあげましょう。

実は、親が子どもにタッチングをしているとき、そのリズムややさしいタッチは、手を介して親自身にも伝わっています。つまり**タッチングケアは親子の気持ちを安定させ、幸せな気持ちにしてくれる方法**なのです。親の心の安定と、子どもの健やかな成長のために、タッチングケアを日常的に行なってみてはいかがでしょうか。

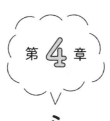

第4章

心が軽くなるタッチングケア

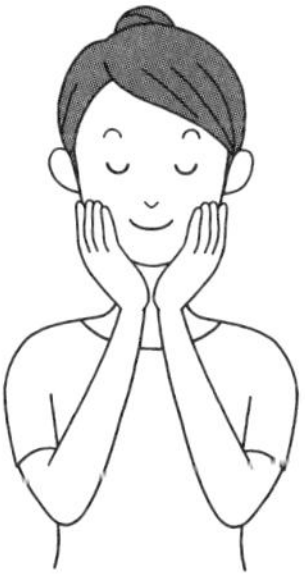

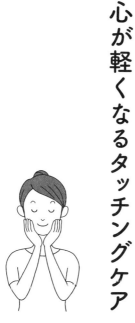

自信が持てない

◆「自己肯定感」が上がる

期待どおりの結果が得られなかったときや、まわりの発言や態度によって自分が否定されたような気分になったときなど、自分の力のなさを痛感するときがあります。

そんなときはタッチングケアで自信を取り戻しましょう。

効果があるのは、両手を組み小さな円を描くようにしてこすり合わせるタッチング。

ポイントは、手のひらで感じる「温かさ」と手をこすり合わせることで生まれる「リズム」です。

体を温めることで、生きるエネルギーをつくり出し、「自分のリズム」で手をこすり合わせることで、「自分はこのままでいい」という強い自信がわいてきます。

「自分に自信がなくて……」という人はぜひ習慣化してみてください。

自信が持てないときに効くタッチング

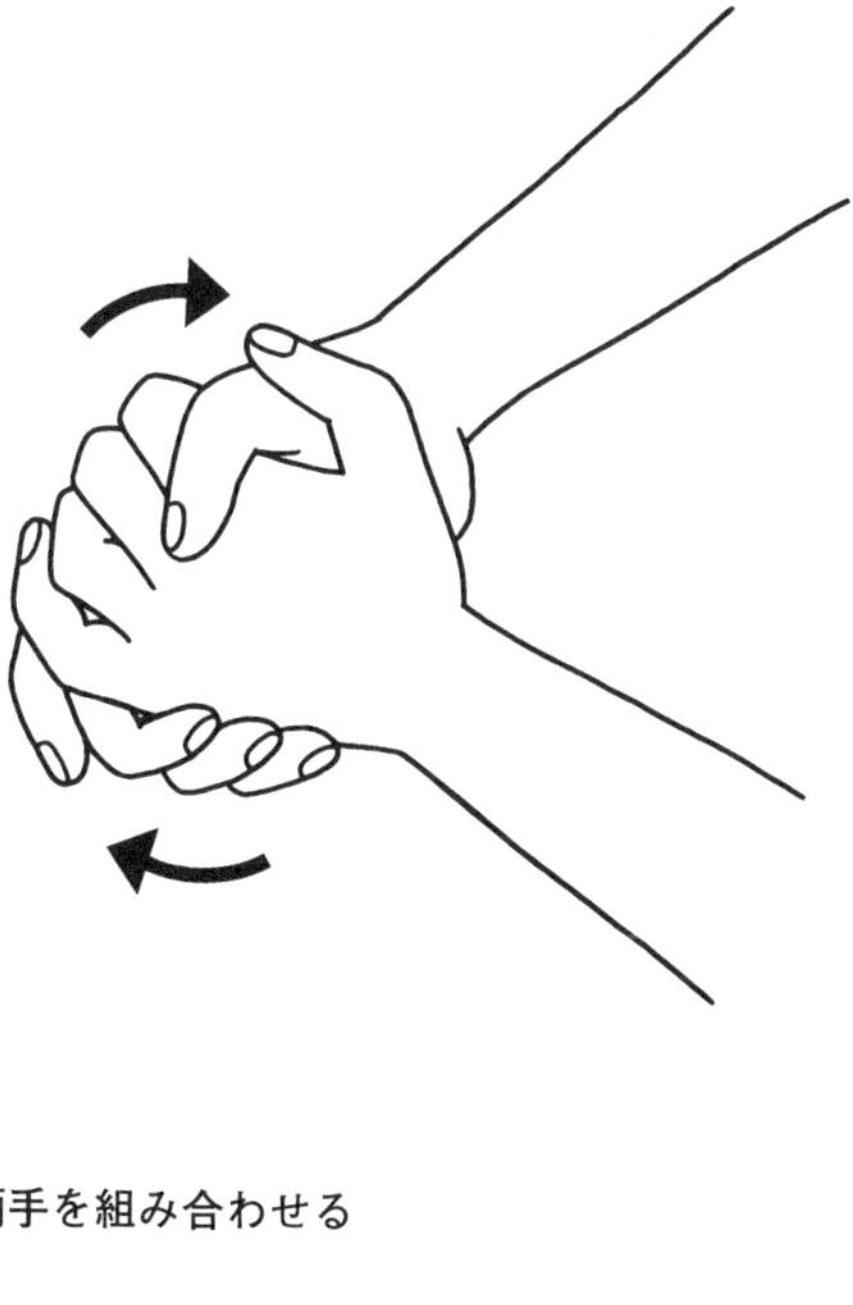

1▶ 両手を組み合わせる

2▶ 円を描くように手のひらをこすり合わせる

「温かさ」と「リズム」がポイント！

緊張している

◆プレゼンでも、受験でも、面接でも

プレゼンやスピーチで大勢の人の前で話をしなければいけないときや、受験や就職で面接を受けるときなど、みなさんそれぞれに緊張を感じる場面はあると思います。

そんなときは、**タッチングケアで、緊張を緩め、自分本来の力を発揮できるようにしましょう。**方法としては、三叉神経の3つの出口をやさしくさすります。出口があるのは、まゆ毛の真ん中、目の下辺り、左右の顎です。最後に両手で顔をやさしく包み込み、気持ちを整えましょう。

顔には脳に直接つながる神経（脳神経）がたくさん走っています。そのため、顔がほぐれていけば、脳の緊張も緩んでいきます。また、表情も和らぐため、たとえ緊張していても、まわりには好印象を与えられます。

緊張しているときに効くタッチング

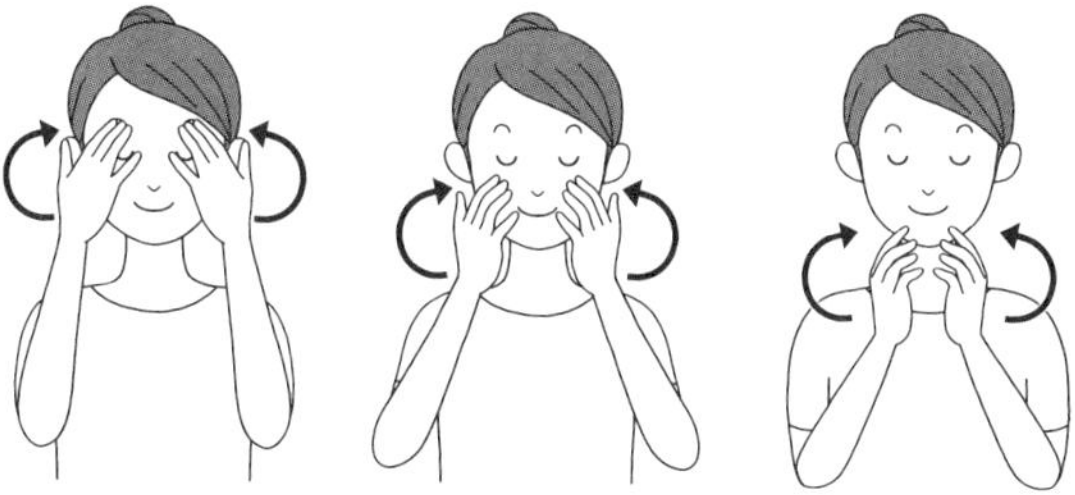

1▶ まゆ毛の真ん中、目の下辺り、左右の顎の順に、
人差し指を当てて、やさしく円を描くようにしてさする

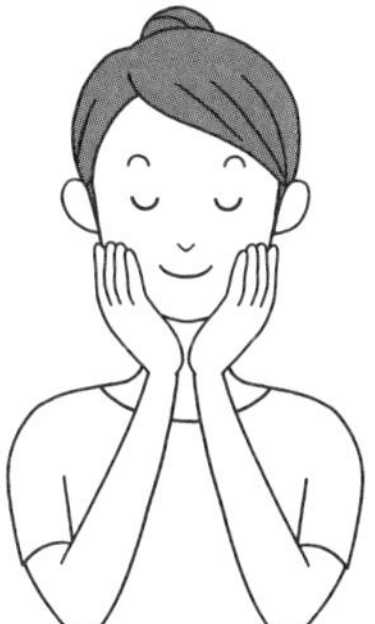

2▶ 両手で顔をやさしく包み込む

表情が和らいで、印象アップ！

イライラする

◆「ツボ押し＋タッチング」のすごい効果

日常の中でふと起こってくるイラッとした感情。これはあまり気持ちのいいものではないですよね。なんとかしたいと思っている人も多いはず。

イラッとした感情が起こる大きな要因は、脳内物質のセロトニンの分泌量が減ることです。

疲労やストレス、睡眠不足などでセロトニンの分泌量が減ると、感情を制御する脳の働きが鈍くなり、イライラとした感情が起こりやすくなってしまうのです。

そこで、セロトニンの分泌を促すタッチングケアで急なイライラを静めましょう！

……といいたいところですが、少し問題があります。63ページでお伝えしたように、タッチングによるセロトニン分泌には、5～10分ほどかかります。急な怒りを一瞬で

「ツボ押し」と「タッチング」の合わせ技

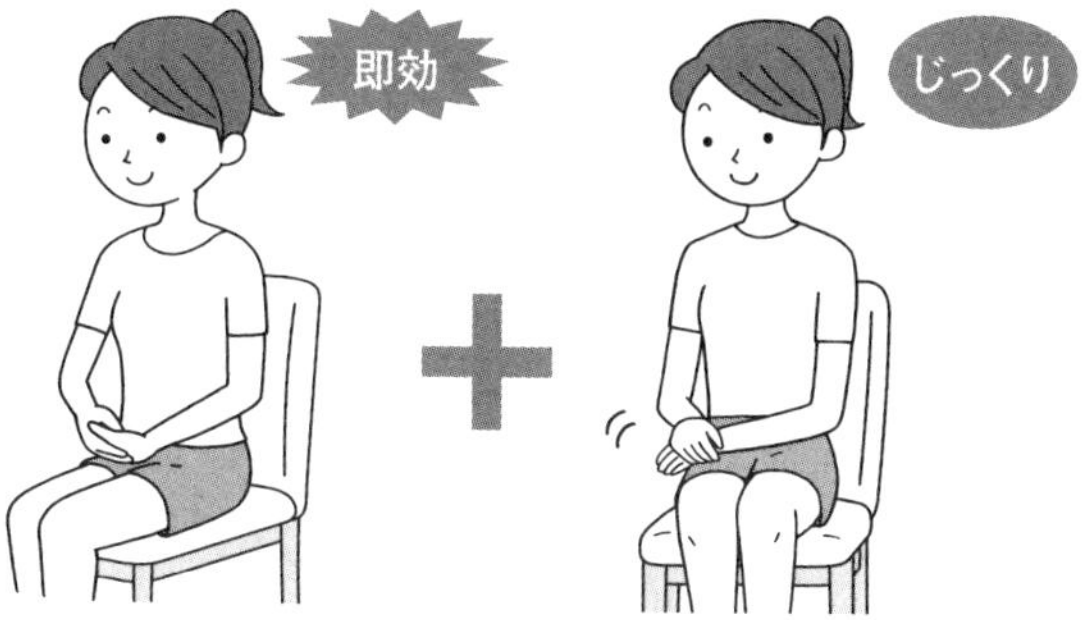

「即効＋じっくり」で怒りを撃退！

抑えるのは難しいのです。

そこで、**「ツボ押し＋タッチングケア」**で対応していきます。

ツボは、全身に張り巡らされている神経の交差点に位置するため、そこを刺激すれば情報をすぐに脳に伝達することができます。

そのツボを、タッチングのリズムで押してあげることで、「ツボ押し」と「タッチング」両方の効果が期待できるのです。

まずは即効性のあるツボ押しの効果で、ピークに達しそうな怒りをクールダウンさせる。

その後、タッチングの効果でじわじわと

セロトニンやオキシトシンの分泌を促し、相手への怒りの感情を緩めていく、という流れです。

急な怒りを抑えるのに効果的なのは、「労宮《ろうきゅう》」というツボ。

手のひらの中央よりもちょっと上の、中指と薬指の骨の間の位置にあります。

労宮は、自律神経を安定させ、緊張をほぐす効果があるといわれています。つまり、副交感神経を優位にし、体をリラックス状態に導いてくれるわけです。怒りが爆発寸前のときにはうってつけのツボです。

このツボを、もう片方の親指でゆっくり押していくのですが、**タッチングとしてのツボ押しですから、リズムをつけることを意識してください。**

また、そのときタッチングのリズムに合わせて体も動かし、「穏やかに、穏やかに」とつぶやくと、なおよしです。

怒りの感情をそらす効果がありますし、なんといっても、このリズム運動によってセロトニンの分泌が促され、気持ちが落ち着いていきます。

イライラするときに効くタッチング

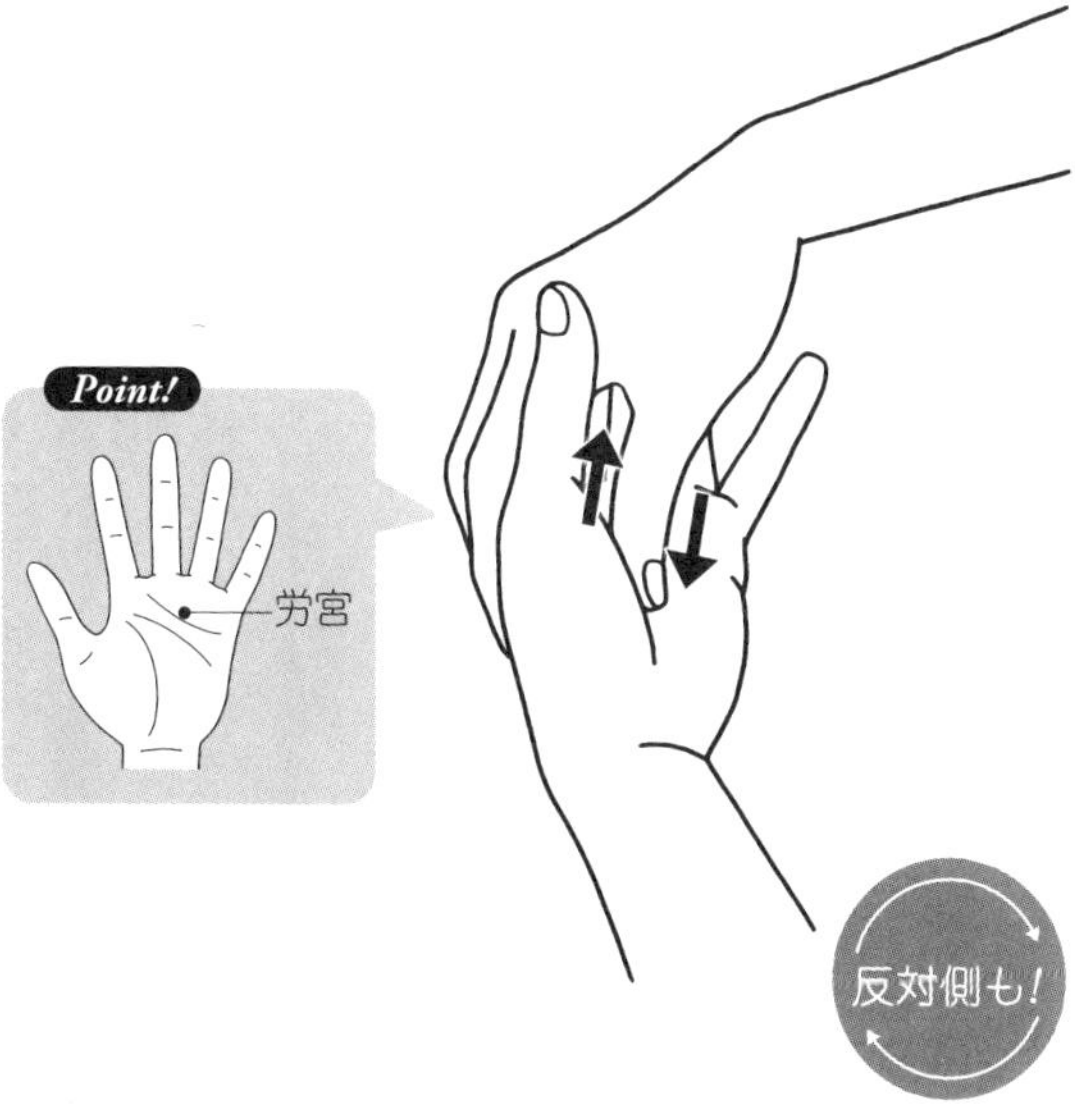

1▶ 片方の手で、親指と人差し指の間を挟む

2▶ 「労宮」の位置に親指を置き、軽く押して離すをくり返す

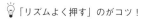

「リズムよく押す」のがコツ！

やる気がわかない

◆「リズム」を整えて、気力も復活

朝目覚めたとき、いまいちやる気が出ない。「さあ仕事だ」と会社の机の前に座ったものの、なんとなく始める気にならない。こんな具合に、気力のわかないときがありますよね。これは自分本来のリズムが乱されている状態です。なので、リズムを整え、自分の通常モードを取り戻す必要があります。

それには、**「リズムを整える」ためのタッチング**が効果的です。

やり方は簡単。手首からひじ、さらにひじから肩に向かってリズミカルにさすってあげます。このとき、圧は強めです。交感神経を活発にする強めのタッチングを心がけましょう。このタッチングで自分のリズムを取り戻せば、やる気も復活。目の前のことに取り組む気力もわいてくるはずです。

やる気がわかないときに効くタッチング

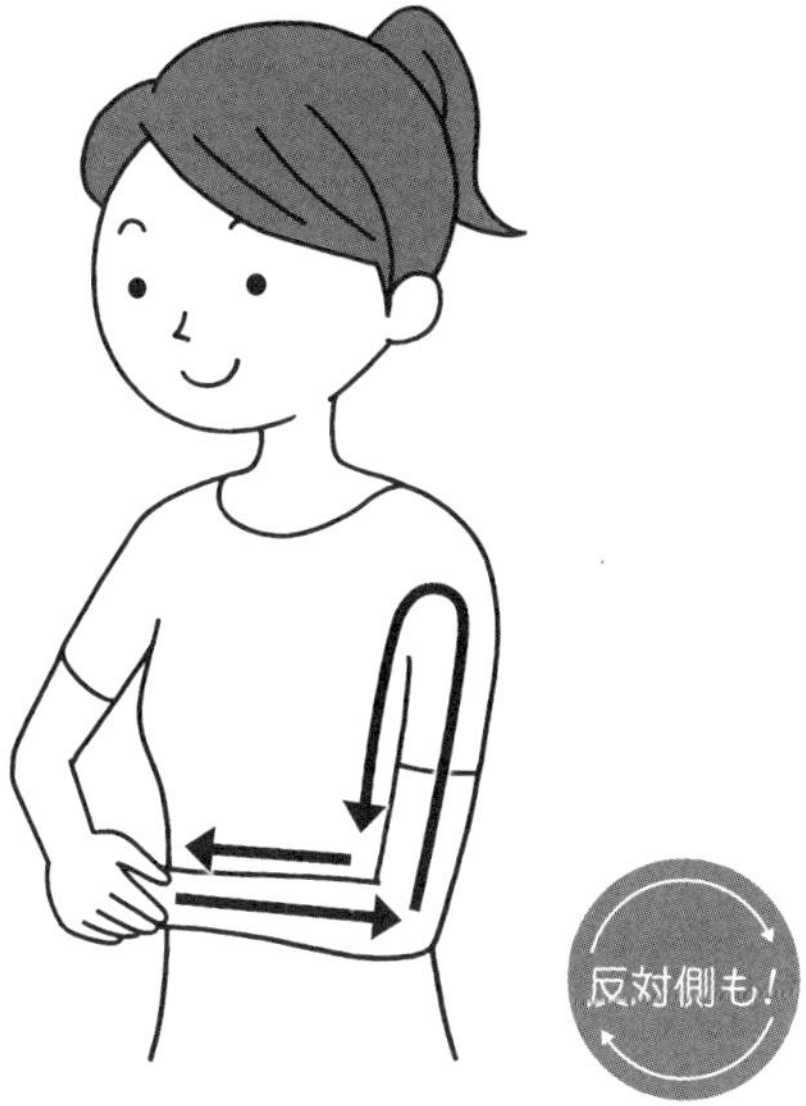

1 ▶ 手の甲にもう片方の手のひらを乗せる

2 ▶ 手首からひじ、ひじから肩に向かってさすりあげる

リズムよく、やや強めに！

集中したい

◆エネルギーを一点集中！

前項で紹介したタッチングケアは、マイナスの状態になっている気力を通常モードにもっていくための方法でした。ここでは、さらにその上の、**一気に集中力を高めて「ここぞ！」という場面で力を発揮するためのタッチングケア**を見ていきます。

方法は、「疲れが溜まっている」ときのタッチングと同じです。

頭皮を指でガシッとつかんで、耳の上から頭頂部に向かって、やや強めの圧でゆっくり円を描いてさすっていきます。頭蓋骨から頭皮をはがすようなイメージです。

頭頂部までできたら、「百会」のツボを3秒かけてじわーっと押していきます。人間はほどよくリラックスできているときに、本来の力を発揮しやすくなります。そのための土台づくりをこのタッチングで行なっていくのです。

集中したいときに効くタッチング

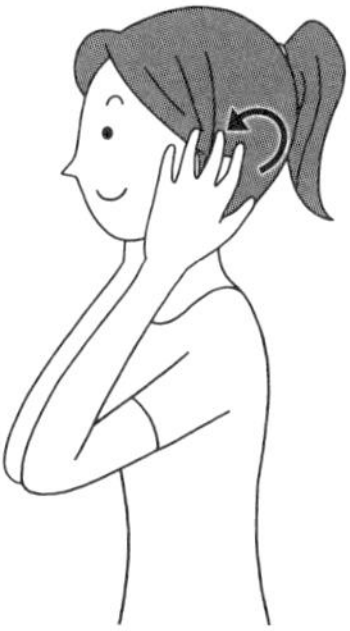

1 ▶ 両耳を囲むように手を当てる

2 ▶ 円を描きながら頭頂部までさする

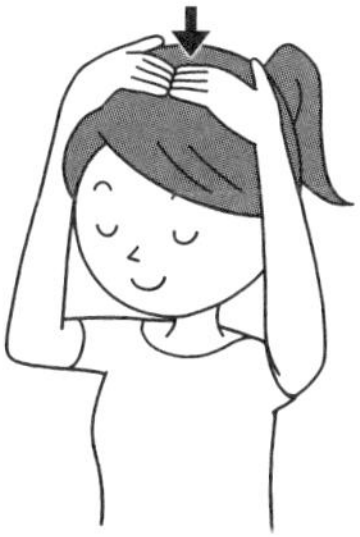

3 ▶ 頭頂部にある「百会」のツボを３秒かけて
じわーっと押す

「ここぞ！」という場面で力を出すために

気持ちが昂っている

◆ゆっくりとしたリズムで脳の興奮を抑える

興奮したり、高揚したり、気持ちが昂ってくると、普段の自分では考えられない行動を取ってしまいます。そして、あとから思い出して、自己嫌悪を覚える。

そんな後悔をしないためにも、すぐにタッチングケアで、気持ちを静めましょう。

このときアプローチするのは、三叉神経と顔面神経です。三叉神経は耳の上辺りで、眼神経、上顎神経、下顎神経の3つに枝分かれする神経です。一方、顔面神経は、耳の下辺りで放射線状に枝分かれし、それぞれ表情筋に分布する神経です。

両神経の入り口である耳の上と下辺りをタッチングし、それぞれの神経の緊張をほぐすことで、脳の興奮状態を抑えることができます。ゆっくりとしたリズムで、じわーっと円を描くイメージで行なうことがポイントです。

気持ちが昂っているときに効くタッチング

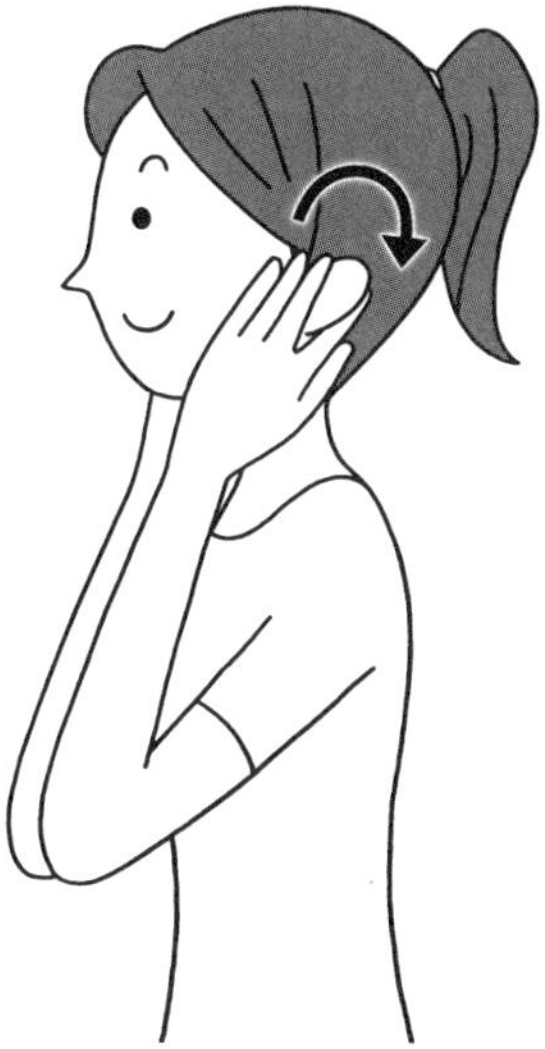

1▶ 人差し指と中指で耳を挟むように包みこむ

2▶ 円を描きながらゆっくりとしたリズムでさする

頭をすっきりさせる効果もアリ

人と接するのが怖い

◆勇気を出して一歩踏み出したいときに

タッチングケアのやり方をお教えしながら、みなさんのさまざまな悩みを伺います。その中に、「人と接するのが怖い」というのがあります。

もともと人とコミュニケーションを取るのが苦手で対人恐怖症の傾向がある方もいれば、自信をなくしたり、落ち込んだりするようなことがあり、「最近、人と会うのが怖くて……」とおっしゃる方もいます。

いずれの場合でも、効果的なのは、**「丹田」をタッチングしながらの深呼吸**です。

丹田とはおへその少し下辺りにある、「全身のエネルギーが集まる場所」とされている部分です。

そこに手を当てて、意識を丹田に集中させます。

すると、下半身が安定し、地に足が着いている感覚を得られると思います。それと同時に、気持ちも落ち着いていきます。ちょっとしたことでは動じないくらい、心が安定していくのを感じられます。

　すると、これまで頭の中にあった不安やおそれといったものがだんだんと消えていきます。

　それだけではありません。この本でたびたび述べてきたように、温かさは人を元気にします。エネルギーを生み出し、人を活動的にします。

　それが、エネルギーの集まる場所である丹田で起こるのですから、より強力なエネルギーが生まれます。人と会うことへの不安やおそれも払拭されていくはずです。

　このタッチングでは、丹田を意識した呼吸も行なっていきます。呼吸は吸って吐いてのくり返しです。そこにはリズムがあります。

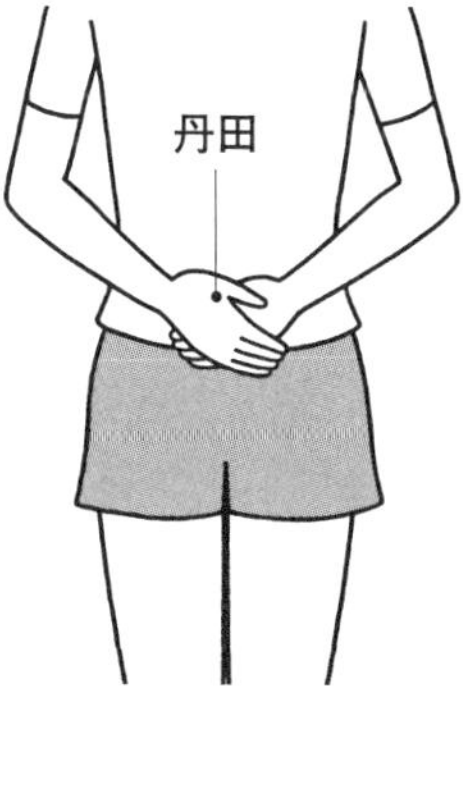

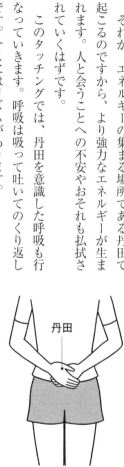

こうしたリズムを意識した呼吸をくり返すことで、自分本来のリズムを取り戻していくことができ、乱れている気持ちもしだいに落ち着いていきます。

さらに、リズムといえば、セロトニンです。吸って吐いてのリズムを意識した呼吸はセロトニンの分泌を促します。

「幸せホルモン」と呼ばれるセロトニンが十分に分泌されれば、物事を前向きに捉えられるようになっていき、「さあ、勇気を出して、会ってみよう」という気持ちに変わっていきます。

この丹田に手を当てた深い呼吸は、いってみれば、自分自身に「前向きなエネルギー」をチャージする方法です。**自分の気力を高めるためのタッチング**といってもいいでしょう。

人と接するのが怖いときに限らず、勇気を出して一歩踏み出したいときにぜひ活用してみてください。

人と接するのが怖いときに効くタッチング

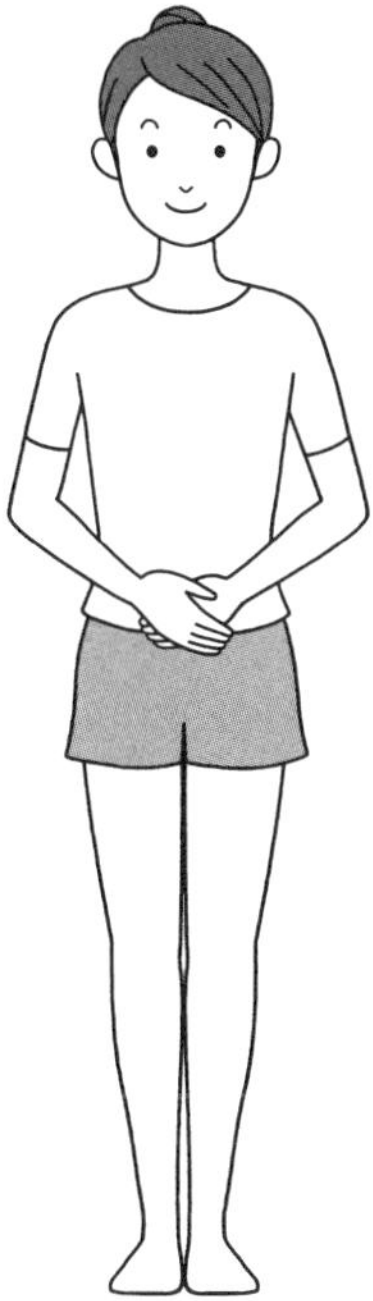

1 ▶ 丹田に両手を当て、意識を集中させる

2 ▶ 深呼吸を３回くり返す

「前向きエネルギー」をチャージ！

心配事が忘れられない

◆やさしいタッチングで不安な気持ちを一掃

自分の言葉や行動によって相手が気分を害してしまったのではないか。

担当している仕事で、し忘れていることや、なんらかの漏れがあるのではないか。引き受けてしまった頼まれ事。本当に自分は対応できるのだろうか。

……こんな具合に、心配事で頭がいっぱいになり、落ち着かない状態になることがありませんか？　そんなときには、**手の甲からひじに向かって円を描くようにして、一定のリズムでやさしくさするタッチングを行なっていきましょう。**

心配事が忘れられないとき、脳は不安でいっぱいです。

そんな脳に対して、やさしいタッチングで、「大丈夫だよ、大丈夫だよ」と自分自身に言い聞かせ、落ち着かせてあげるのです。

心配事が忘れられないときに効くタッチング

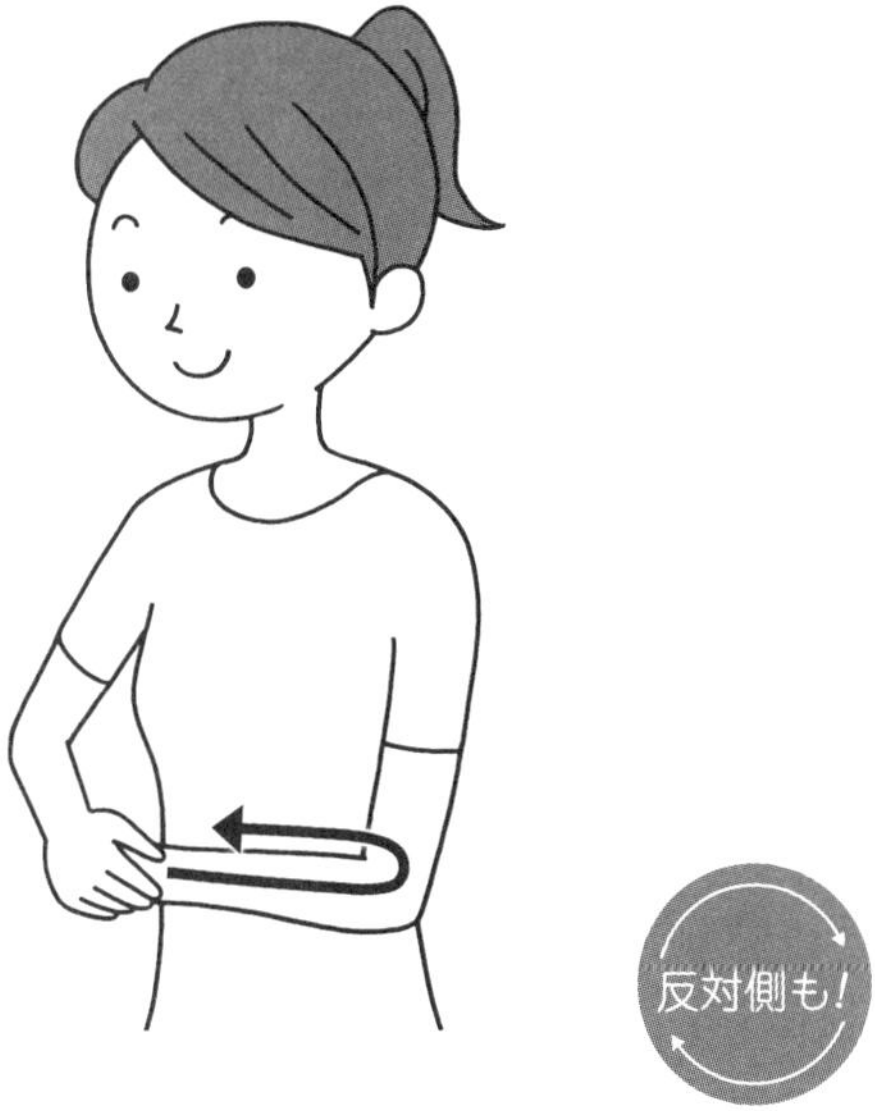

1▶ 手の甲にもう片方の手のひらを乗せる

2▶ ひじに向かって、一定のリズムでゆっくりさする

「大丈夫だよ」と自分に言い聞かせながら

悲しい気持ちのとき

◆うまく受け入れるためのタッチング

大切な家族との死別、パートナーや恋人との別れ、命に関わる病気の発症、信頼していた人からの裏切り、さまざまな挫折……など、誰にでも等しく、悲しいことは起こり得ます。

そうした出来事に遭遇すると、しばらくの間、ひどく落ち込みます。

気持ちが沈み、そのことが頭から離れずウツウツとした気分が続いたり、何もする気になれなかったり、人と会うのもつらくなったり……。

人間はあまりに悲しすぎると、その状況から立ち直るために自分を動かすことすらできなくなるといいます。

「なんとかしよう」という気持ちさえ起こらなくなるのです。

「自分への共感」を示してあげる

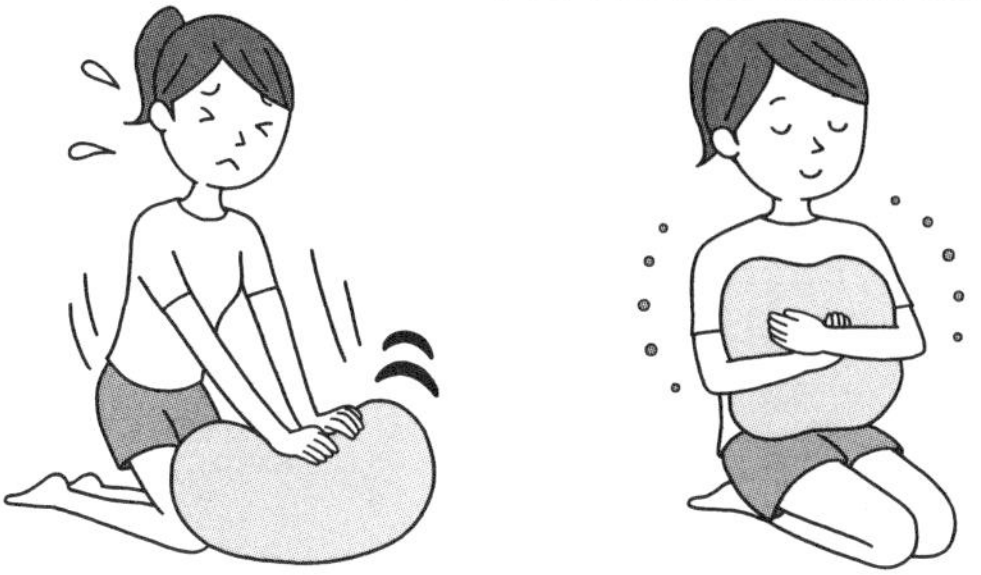

負の感情を心と体で受け止める

そんなときは、無理になんとかしようとしないほうがいいと思います。

「悲しい」という感情を無理に押し殺そうとせず、悲しんでいる自分をそのまま受け入れてあげる。「悲しい」という感情を、心と体でじっくり感じる。

何もかも手につかないほど悲しいときには、そうしたスタンスでいいのではないでしょうか。

ただし、ただひたすら悲しみ続けてしまえば、立ち直るのにも時間がかかってしまいます。

なので私がおすすめしているのが、そうした感情を受け入れるのと同時に、そんな自分に共感してあげることです。

その共感は、タッチングで示してあげましょう。

片方の手の甲を、もう片方の手のひらでゆっくりやさしくさすり、「悲しいね」「つらいね」と、手から共感を示してあげてください。

手の甲へのやさしい刺激はすぐさま脳に伝えられ、それを受け取った脳は安心します。

その安心感が、いまはつらい現実の中にいるものの、きっと自分は立ち直ることができるという希望につながっていきます。

そして、このタッチングで忘れてはいけないのは、「リズム」です。

自分にとって心地よいリズムでさすっていくことで、いまは乱れてしまっているリズムを徐々に整えていきます。

そのくり返しの中で「自分らしさ」を少しずつ取り戻すことができます。

そうなっている頃には、悲しみからだいぶ立ち直っているはずですよ。

悲しい気持ちのときに効くタッチング

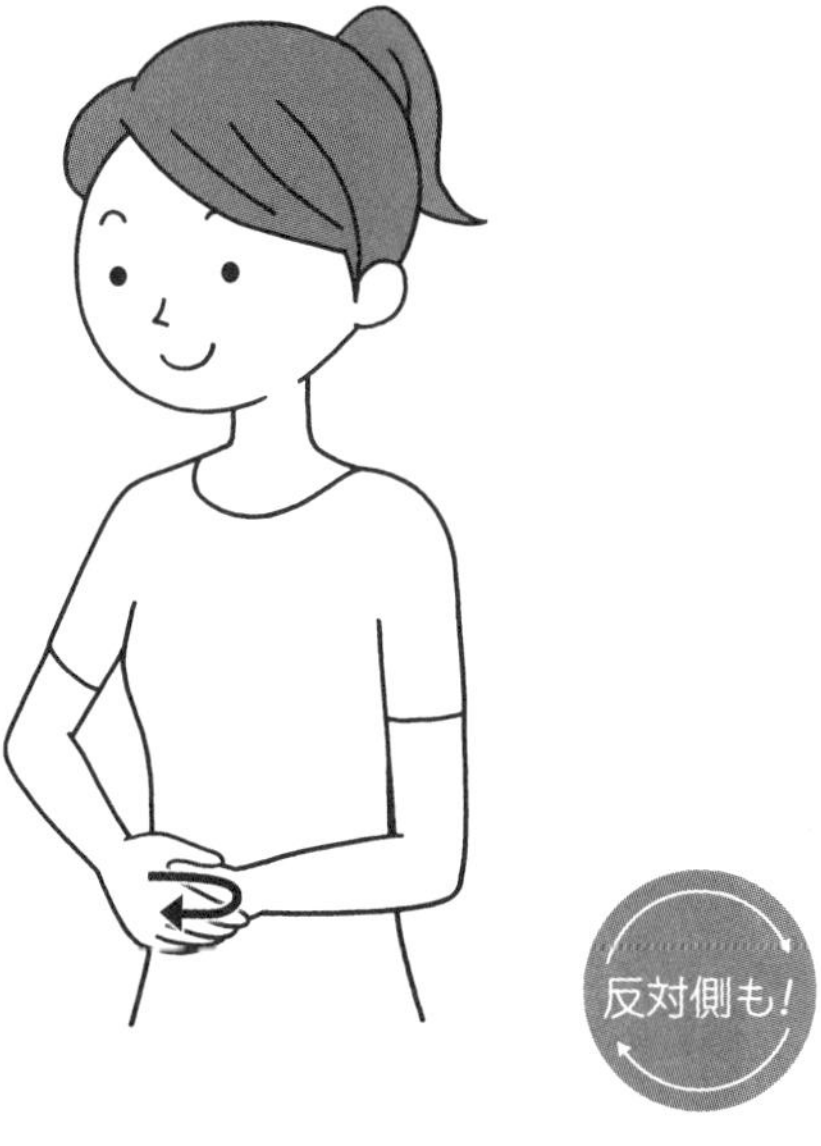

1 ▶ 手の甲にもう片方の手のひらを乗せる

2 ▶ ゆっくりとやさしくさする

「自分への共感」を込めてタッチングを

Column 4

医学界でもタッチングケアが広まっています

タッチングケアはさまざまな場面での活用が期待されています。そのひとつが、病院で行なわれている治療のサポートです。

病院に入院するほど症状が悪化している患者さんたちは、「生きる力」が下がってしまっています。手術で悪いところを取り除いたり、薬を飲んで菌をやっつけたりしても、患者さん本人の体力や気力が低い状態だと、なかなか元気になれません。

そこで、タッチングケアで彼らの自然治癒力を高め、治療の効果を最大限上げるようにするのです。

私は、**病院でタッチングケアの導入が進めば、「適切な処置を施したのに、なぜか元気にならない」などという人はいなくなる**と考えています。

実際に、医療現場でタッチングケアを導入してくださっている病院があります。富山県にある「真生会富山病院」は、タッチングケアグループという組織をつくり、医療の現場にタッチングを取り入れる活動をされています。

きっかけは、私がこの病院で講習会を行なったことなのですが、いまでは病院独自のさまざまな取り組みをされていて、逆に勉強させてもらっています。

たとえば、入院している患者さんたちにタッチングをしてあげたり、市民の人たち向けにタッチングケアの講習会を開いたり。

治療でカバーしきれない部分をタッチングケアで補っていく、という発想です。

真生会富山病院のように、医療の現場でタッチングケアを活用していただくのは、元看護師としてとてもうれしく思います。

一般の人たちが行なえるセルフケアとしても役に立ち、医療の現場で患者さんにしてあげるケアとしても活用できる。タッチングケアの幅広さ・使いやすさをぜひみなさんにも知っておいてほしいと思います。

おわりに

この本を手に取ってくださり、ありがとうございます。

私のタッチングケアサロンや講座には、病気やケガでつらい思いをしている人や、ストレスから体調を崩してしまった人がたくさんいらっしゃいます。

沈んだ気持ちで日々を送っていた人が、「ほっと」した表情や笑顔に変わったとき、私はとても「幸せな気持ち」になれます。

この自然とわき出る「ほっと」した表情や笑顔には、その場にいる人の心を和ませ「幸せな気持ち」にさせてくれる力があるのだな……と感じます。

痛いところに手を当ててもらうと、心と体が「ほっと」癒されます。

また、困っているときに声をかけられると、不安な気持ちが「ほっと」和らぎ、温かい気持ちになります。

手から伝わる人のぬくもりややさしさ、そして、自分を気にかけてくれている人がいるという安心感は、生きていくうえでとても大切なものです。この安心感を持っている人が増えれば、いじめなどで人を傷つけることがなくなり、思いやりのある社会になっていくと思います。

ただし、まわりの人のことを思いやるためには、まず自分のことを大事にしてあげる必要があります。自分が「ほっと」でき、笑顔で健やかに暮らすことができてはじめて、まわりの人にも安心感を与えることができるのです。

この本を読んでくれた人が自分で簡単にできる「タッチングケア」を習得し、笑顔で健やかに暮らしていけるようになってもらえれば、うれしく思います。

最後に、この本が形になるまで大変お世話になったプレスコンサルティングの樺木宏さんをはじめ、企画から編集まで携わってくださったすべての方々に感謝申し上げます。

本書は、本文庫のために書き下ろされたものです。

「触《ふ》れる」だけで、心《こころ》と体《からだ》が軽《かる》くなる
タッチングケア

著者　外尾幸恵（ほかお・ゆきえ）
発行者　押鐘太陽
発行所　株式会社三笠書房
〒102-0072 東京都千代田区飯田橋3-3-1
電話　03-5226-5734（営業部）03-5226-5731（編集部）
http://www.mikasashobo.co.jp
印刷　誠宏印刷
製本　ナショナル製本

 Printed in Japan ISBN978-4-8379-6859-7 C0130

王様文庫

1週間で体が変わる「温《あたた》め美人」生活

石原新菜

ダイエット・美肌・アンチエイジングも思いのまま！　いま注目のドクターが教える「体の中からキレイになる」方法　＊〝なんとなく不調〟には「冷え取り」＆「水抜き」　＊「むくんだ顔」を3分でスッキリ美女に変える法　＊イライラ、うつ気分も「温めて」解決！

9日間〝プラスのこと〟だけ考えると、人生が変わる

ウエイン・W・ダイアー【著】
山川紘矢【訳】
山川亜希子【訳】

「心の師（スピリチュアル・マスター）」ダイアー博士の、大ベストセラー！　必要なのは、たった「9日間」――この本にしたがって、「プラスのこと」を考えていけば、9日後には、「心の大そうじ」が完了し、驚くほど軽やかな人生が待っています。

女神塾

天宮玲桜

◎〝真心〟は、天界に通じるホットライン　◎誰からも愛される〝女神オーラ〟をまとう法　◎悩みこそ宝、違和感こそチャンス……etc.　365日、〝不思議な力〟からのギフトを受けとる方法。悩んだとき、つらいとき……ぜひ、この本を〝相談相手〟にしてみてください。必ず「答え」が見つかります！

K30326

王様文庫

夜、眠る前に読むと心が「ほっ」とする50の物語

西沢泰生

「幸せになる人」は、「幸せになる話」を知っている。○看護師さんの優しい気づかい○アガりまくった男を救ったひと言　○お父さんの「勇気あるノート」○人が一番「カッコいい」瞬間……〝大切なこと〟を思い出させてくれる50のストーリー。

時間を忘れるほど面白い人間心理のふしぎがわかる本

清田予紀

なぜ私たちは「隅の席」に座りたがるのか――あの顔、その行動、この言葉に〝ホンネ〟があらわれる！　◎「握手」をするだけで、相手がここまでわかる◎よく人に道を尋ねられる人の特徴◎いわゆる「ツンデレ」がモテる理由……「深層心理」が見えてくる本！

アドラー流人をHappyにする話し方

岩井俊憲

「アドラー心理学」で話すと、もっといい関係に！　◎「わかってほしい」ときの4つの言い方◎使うと「運」まで良くなる言葉　◎気まずくならない断り方　◎感謝の気持ちを〝具体的に〟表わす　◎人を勇気づける話し方……相手と「気持ちが通じ合う言葉」実例集！

K30439

王様文庫

腹を凹ます体幹力トレーニング

木場克己

「きつくない」のに確実に凹む！　1日5分で今ある脂肪を燃やし、基礎代謝UP。お金も時間も道具も不要で、自宅でみるみる「魅力的な自分」に変身できる。運動が苦手な人でも、メタボでも、誰でもできる超かんたん「コア・トレ」。トップアスリートが実践するメニューも！

「足もみ」で心も体も超健康になる！

田辺智美

ぐんぐん毒出し、みるみる元気！　イタ気持ちいいが最高に効く！　長生きやダイエットのほか、アトピー、高血圧、糖尿病などの気になる数値の改善にも。手のひらで、「第2の心臓」でもある、ふくらはぎ・足裏をもめば、全身にものすごいエネルギーが満ちあふれます。

かんたん開脚で超健康になる！

佐藤良彦

これなら絶対、誰にでもできます！　100万人がすでに実感！　脚がみごとに一直線に開いて、頭が床につく人続出！　毎日、確実に体がやわらかくなる「気持ちよさ」は最高です！　腰痛・冷え性・O脚・疲れ・猫背……まで改善する、たった4つの「真向法」体操。

K30416